Krankenpflerger

In der Dialyse

Der Vollständige Leitfaden

ALEXANDRE CAREWELL

Inhaltsverzeichnis

« In der Nephrologie geht es nicht nur darum, die Nieren zu verstehen.
die Essenz des tropfenweise gefilterten Lebens erfassen. »

EINFÜHRUNG

Mein Werdegang als
als Krankenpfleger bei der Dialyse

Als ich vor über zwei Jahrzehnten mein Studium der Krankenpflege abschloss, hätte ich mir nie träumen lassen, wie sehr das Fachgebiet der Dialyse mein Berufs- und Privatleben verändern würde. Es ist eine Geschichte der Leidenschaft, der Hingabe, der Herausforderungen und des ständigen Lernens. Hier ist meine Reise durch die faszinierende Welt der Dialyse.

- **Meine Anfänge in der Welt des Gesundheitswesens**

Alles begann in einem Allgemeinkrankenhaus, wo ich in meinem ersten Praxisjahr auf verschiedenen Stationen eingesetzt wurde. Dort traf ich auf Patienten mit den unterschiedlichsten Krankheiten, von Neugeborenen bis hin zu älteren Menschen. Eine Abteilung zog jedoch meine Aufmerksamkeit besonders auf sich: die Nephrologie. Ich war beeindruckt von der Widerstandsfähigkeit von Patienten mit Nierenversagen und von der Komplexität der Pflege, die zu ihrer Unterstützung erforderlich ist. Mir wurde klar, dass jede Dialysesitzung nicht nur ein medizinisches Verfahren war, sondern ein schwieriger Tanz zwischen Technologie, Krankenpfleger-Know-how und dem Wohlbefinden des Patienten.

- **Eintauchen in die Dialyse**

Mein Interesse an der Nephrologie veranlasste mich, nach einer Fachausbildung in Dialyse zu suchen. Ich kam zu einem renommierten Zentrum, wo ich von einigen der besten Fachleute auf diesem Gebiet ausgebildet wurde.

Jeder Tag war eine Mischung aus technischen Herausforderungen, schnellen klinischen Entscheidungen und tiefgreifenden menschlichen Interaktionen. Ich lernte, die Dialysemaschinen zu verstehen, aber noch mehr lernte ich, die Patienten zu verstehen, die auf sie angewiesen waren.

• Herausforderungen und Belohnungen

Die Dialyse ist zwar lebensnotwendig, aber nicht ohne Komplikationen. Ich habe schwierige Zeiten miterlebt, in denen Patienten unter Komplikationen litten oder durch die ständige Routine der Sitzungen entmutigt wurden. Doch mit diesen Herausforderungen kamen auch unbezahlbare Momente des Triumphs. Zu sehen, wie sich ein Patient nach einem Anfall erholt, einer Familie zu helfen, den Dialyseprozess zu verstehen, oder einfach nur ein Lächeln mit einem Patienten während einer schwierigen Sitzung zu teilen, machte die Reise zu einem lohnenden Erlebnis.

• Kontinuierliches Lernen

Der Bereich der Nephrologie ist einem ständigen Wandel unterworfen. Es werden regelmäßig neue Techniken und Technologien eingeführt, die von Krankenpflegern verlangen, dass sie auf dem neuesten Stand bleiben und ihre Fähigkeiten anpassen. Im Laufe der Jahre habe ich zahlreiche Konferenzen besucht, an Schulungen teilgenommen und sogar zu Forschungsarbeiten beigetragen, um die Patientenversorgung weiter zu verbessern.

• Reflexionen

Wenn ich heute zurückblicke, bin ich voller Dankbarkeit für die Erfahrungen, die ich gemacht habe, und für die Leben, die ich berühren durfte. Die Dialyse ist mehr als ein medizinisches Verfahren; sie ist eine Chance, das Leben wiederzubeleben, Sitzung für Sitzung. All jenen, die erwägen, sich in diesem Bereich zu engagieren, sei gesagt, dass es eine anspruchsvolle, aber zutiefst lohnende Reise ist.

Die Reise als Dialysepfleger hat nicht nur meine Karriere, sondern auch meine Lebensauffassung geprägt. Jeder Patient, jede Herausforderung und jeder Erfolg haben mich an den unschätzbaren Wert von Gesundheit, Entschlossenheit und vor allem menschlichem Einfühlungsvermögen erinnert.

Warum die Dialyse unerlässlich ist

Die Dialyse, ein Wort, das viele Menschen mit medizinischer Komplexität in Verbindung bringen, befindet sich an der Schnittstelle zwischen modernster Technologie und menschlichem Mitgefühl. Aber warum ist sie so wichtig? Um diese Frage zu beantworten, müssen wir zunächst die grundlegende Natur der Niere und ihre lebenswichtige Rolle im menschlichen Körper verstehen.

1. DIE NIEREN: UNSERE NATÜRLICHEN REINIGER
Die Nieren sind zwei bohnenförmige Organe, die sich auf beiden Seiten der Wirbelsäule direkt unterhalb des Brustkorbs befinden. Ihre Hauptaufgabe besteht darin, das Blut zu filtern, um Abfallstoffe und überschüssige Flüssigkeit auszuscheiden, wobei sie diese Abfallstoffe in Urin umwandeln. Mit anderen Worten, sie fungieren als natürliche Reinigungsmittel unseres Körpers und sorgen dafür, dass schädliche Substanzen effektiv ausgeschieden werden.

2. NIERENINSUFFIZIENZ: WENN DIE REINIGUNGSGERÄTE AUSFALLEN
Es kommt vor, dass die Nieren nicht richtig funktionieren oder ganz aufhören zu arbeiten. Dies kann aus einer Vielzahl von Gründen geschehen, die von genetischen

Krankheiten bis hin zu erworbenen Bedingungen wie Bluthochdruck oder Diabetes reichen. Wenn die Nieren ihre Fähigkeit verlieren, das Blut effektiv zu filtern, sammeln sich Abfallstoffe im Körper an, was zu einer Reihe gefährlicher Symptome wie Müdigkeit, Appetitlosigkeit, Übelkeit und geschwollenen Extremitäten führt.

3. DIALYSE: EIN LEBENSRETTENDES MITTEL

An dieser Stelle kommt die Dialyse ins Spiel. Sie fungiert wie eine künstliche Niere und übernimmt die Funktion, wenn die natürlichen Nieren ihre Aufgabe nicht mehr erfüllen können. Bei der Dialyse wird das Blut außerhalb des Körpers gefiltert, Abfallstoffe und überschüssige Flüssigkeit werden entfernt, und es fließt gereinigt zum Patienten zurück.

4. EINE LEBENSLINIE FÜR VIELE PATIENTEN

Ohne Dialyse würden sich bei Patienten mit terminaler Niereninsuffizienz Giftstoffe in ihrem Körper ansammeln, was schnell tödlich enden könnte. Für viele ist die Dialyse buchstäblich eine Lebenslinie, die trotz einer stark beeinträchtigten Nierenfunktion eine höhere Lebensqualität und eine höhere Lebenserwartung ermöglicht.

5. NACH DER FILTRATION: ELEKTROLYT- UND HORMONHAUSHALT

Die Nieren sind nicht nur für die Filtration zuständig. Sie spielen auch eine Schlüsselrolle für das Gleichgewicht der Elektrolyte im Körper und die Produktion einiger wichtiger Hormone. Die Dialyse hilft auch bei der Regulierung dieses Gleichgewichts und sorgt dafür, dass die Werte von Substanzen wie Kalium und Natrium in gesunden Grenzen bleiben.

Die Dialyse ist weit mehr als nur ein medizinisches Verfahren. Sie ist eine Brücke zum Leben für Menschen, deren Nieren nicht adäquat funktionieren. Sie ist die

Verschmelzung von Wissenschaft und Medizin und bietet jeden Tag Tausenden von Menschen eine Überlebenschance und eine verbesserte Lebensqualität. Für Pflegekräfte, Patienten und ihre Familien ist das Verständnis der lebenswichtigen Bedeutung der Dialyse der erste Schritt, um erfolgreich durch die Reise des Nierenversagens zu navigieren.

An wen richtet sich dieses Buch?

Als ich diesen Leitfaden zur Dialyse zu schreiben gedachte, war mein Ehrgeiz nicht auf eine einfache technische Darstellung beschränkt. Vielmehr wollte ich eine umfassende, zugängliche und praktische Ressource bereitstellen, die den unterschiedlichen Bedürfnissen eines breiten Spektrums von Lesern gerecht wird. An wen richtet sich dieses Buch also genau?

1. AN ZUKÜNFTIGE GESUNDHEITSFACHKRÄFTE

- **Studierende der Krankenpflege:** Dieses Buch ist eine ideale Einführung für diejenigen, die gerade erst mit dem Studium der Krankenpflege beginnen und sich mit dem Fachgebiet der Dialyse vertraut machen möchten.
- **Krankenpfleger für Anfänger :** Für diejenigen, die gerade erst in eine Dialyseabteilung eingetreten sind oder dies in Erwägung ziehen, bietet dieser Leitfaden einen umfassenden und gründlichen Überblick über die Verfahren, Techniken und besten Praktiken des Berufs.
- **Andere Gesundheitsberufe:** Ärzte, Techniker und andere medizinische Fachkräfte, die mit Dialyseteams zusammenarbeiten, werden ebenfalls von diesem Buch profitieren, um den Prozess besser zu verstehen und die interdisziplinäre Betreuung der Patienten zu verbessern.

2. AN PATIENTEN UND IHRE FAMILIEN

- **Dialysepatienten:** Obwohl dieses Buch technisch ist, können einige Kapitel Patienten helfen, den Dialyseprozess, die Herausforderungen und die Bedeutung der Einhaltung der Behandlung zu verstehen.
- **Familien und Angehörige: Zu** verstehen, was ihre Lieben durchmachen, kann sowohl beruhigend als auch erhellend sein. Dieses Buch enthält wertvolle Informationen, die Familien dabei helfen, ihre Angehörigen auf dem Weg zur Dialyse zu unterstützen und zu begleiten.

3. AN ERZIEHER UND AUSBILDER

Lehrer, Ausbilder und andere Pädagogen im Gesundheitsbereich finden in diesem Buch ein hervorragendes Lehrmaterial. Es kann als Nachschlagewerk dienen, ein Curriculum ergänzen oder im Rahmen von Fortbildungen eingesetzt werden.

4. AN NEUGIERIGE UND MEDIZINBEGEISTERTE

Für diejenigen, die schon immer von der Welt der Medizin fasziniert waren und ihr Wissen über ein bestimmtes Thema vertiefen möchten, bietet dieses Buch einen detaillierten und leicht zugänglichen Überblick über die Dialyse, ihre Bedeutung und ihre Funktionsweise.

Schlussfolgerung

Mein größter Wunsch ist es, dass dieses Buch für alle, die es lesen, zu einer unschätzbaren Ressource wird. Möge es ein Licht für Fachleute sein, die in den manchmal stürmischen Gewässern der Dialyse navigieren, ein Trost für Patienten und ihre Familien und eine Quelle des Wissens für alle anderen.

Kapitel 1:
DIALYSE VERSTEHEN

Was ist Dialyse?

• Geschichte und Entwicklung der Dialyse

Die Dialyse scheint zwar eine moderne Erfindung zu sein, hat aber tiefe Wurzeln in der Geschichte der Medizin. Die Entwicklung dieser Technologie und der sie umgebenden Theorien ist ein faszinierendes Zeugnis des menschlichen Einfallsreichtums, der Innovation und des ewigen Imperativs, Leben zu retten. Hier finden Sie einen Überblick über die Geschichte und die Entwicklung der Dialyse.

1. DIE ANFÄNGE: DIE PRINZIPIEN DER DIFFUSION UND OSMOSE

- **Das Konzept der Dialyse:** Der Begriff "Dialyse" leitet sich vom griechischen Wort "dia" für "durch" und "lysis" für "Auflösung" oder "Trennung" ab. Er beschreibt den Prozess der Trennung von gelösten Stoffen durch eine semipermeable Membran.
- Thomas Graham, ein schottischer Chemiker aus dem 19. Jahrhundert, wird oft als "Vater der Dialyse" bezeichnet. Im Jahr 1861 entdeckte er das Prinzip der Diffusion von gelösten Stoffen durch eine Membran, die er als "Dialyse" bezeichnete.

2. DIE ERSTEN VERSUCHE

- **Erste Maschinen:** In den 1910er Jahren wurden die ersten Dialysegeräte entwickelt, die jedoch rudimentär und für die Behandlung von Nierenversagen unwirksam waren.
- **Innovation im Krieg: Während** des Zweiten Weltkriegs, als viele Verwundete an akutem

15

Nierenversagen litten, wurden die ersten funktionierenden Dialysegeräte entwickelt, u. a. von Dr. Willem Kolff, der als "Vater der modernen Dialyse" gilt.

3. DIE REVOLUTION DER MODERNEN DIALYSE

- **Kolffs Rotationsdialysator:** 1943 entwickelte Willem Kolff den ersten Rotationsdialysator, der mit Zellophanschläuchen arbeitete. Dies war ein Wendepunkt, der 1945 zur ersten erfolgreichen Heilung eines Patienten führte.
- **Peritonealdialyse:** In den 1950er und 1960er Jahren begannen Ärzte mit der Peritonealdialyse zu experimentieren, bei der das Bauchfell des Patienten als Dialysemembran dient.
- **Technischer Fortschritt:** In den 1970er und 1980er Jahren wurden enorme Fortschritte in der Dialysetechnologie erzielt.

4. DIE DIALYSE HEUTE

- **Heim-Hämodialyse:** Dank des technologischen Fortschritts ist es für viele Patienten möglich geworden, die Hämodialyse zu Hause durchzuführen, was ihnen mehr Komfort und Unabhängigkeit bietet.
- **Biokompatibilität und Biomimetik:** Die aktuelle Forschung konzentriert sich auf die Entwicklung biokompatiblerer Membranen, um unerwünschte Reaktionen zu reduzieren und die Effizienz der Dialyse zu verbessern.
- **Forschung auf dem Gebiet der künstlichen Niere:** Die Suche nach einer tragbaren oder implantierbaren künstlichen Niere ist einer der Heiligen Grale der nephrologischen Forschung.

Von der einfachen Beobachtung natürlicher Phänomene bis zur heutigen hochmodernen medizinischen Technologie ist die Geschichte der Dialyse ein Zeugnis der menschlichen

Entschlossenheit, Herausforderungen zu überwinden und die Lebensqualität zu verbessern. Jede Innovation, jede Entdeckung wurde von dem tiefen Wunsch geleitet, Menschen mit Nierenversagen zu helfen, was die Dialyse zu einer wahren Feier der Wissenschaft und der Menschlichkeit macht.

• Die verschiedenen Formen der Dialyse

Die Dialyse wird zwar oft als einheitliches Verfahren wahrgenommen, doch in Wirklichkeit gibt es viele verschiedene Formen, die jeweils auf spezifische Bedürfnisse zugeschnitten sind und ihre eigenen Vor- und Nachteile haben. Diese Formen haben sich im Laufe der Jahre weiterentwickelt und entsprechen sowohl dem technischen Fortschritt als auch den klinischen Anforderungen der Patienten. Lassen Sie uns die wichtigsten Formen der Dialyse erkunden.

1. HÄMODIALYSE (HD)

Sie ist die am weitesten verbreitete und in der Öffentlichkeit bekannteste Form der Dialyse.

- **Prinzip:** Das Blut des Patienten wird aus dem Körper gepumpt, durch einen Dialysator (oder eine künstliche Niere) gefiltert, um Abfallstoffe und überschüssige Flüssigkeit zu entfernen, und dann wieder in den Körper zurückgeführt.
- **Vorteile:** Effektiv, in Krankenhäusern kontrolliert, ermöglicht eine genaue Überwachung des Patienten.
- **Nachteile:** Erfordert in der Regel lange Sitzungen mehrmals pro Woche, kann für den Patienten belastend sein, Infektionsrisiko an der Stelle des Gefäßzugangs.

2. HEIM-HÄMODIALYSE (HDD)

Eine Abwandlung der herkömmlichen Hämodialyse, die es Patienten ermöglicht, sich zu Hause zu dialysieren.

- **Prinzip:** Ähnlich wie die Standard-Hämodialyse, aber zu Hause mit angepassten Geräten durchgeführt.
- **Vorteile:** Mehr Flexibilität, häufigere, aber kürzere Dialysen, höhere Lebensqualität.
- **Nachteile:** Erfordert eine gründliche Ausbildung, die Bereitstellung einer geeigneten häuslichen Umgebung und die Verantwortung des Patienten oder einer Pflegeperson für die Durchführung der Behandlung.

3. PERITONEALDIALYSE (PD)
- **Prinzip:** Das Peritoneum, eine natürliche Membran im Bauchraum, wird als Filter verwendet. Eine Dialyselösung wird in die Bauchhöhle eingebracht und nach einer gewissen Zeit abgelassen.
- **Vorteile:** Kann zu Hause durchgeführt werden, mehr Freiheit für den Patienten, keine schweren Maschinen erforderlich, längerer Erhalt der Restnierenfunktion.
- **Nachteile:** Risiko einer Peritonealinfektion, erfordert mehrere Flüssigkeitswechsel pro Tag oder eine Maschine für die automatisierte Peritonealdialyse während der Nacht.

4. LEBERDIALYSE
Weniger gebräuchlich und wird hauptsächlich bei akutem Leberversagen eingesetzt.
- **Prinzip:** Ähnlich wie bei der Hämodialyse, aber zur Entfernung von Giftstoffen, die sich aufgrund von Leberversagen ansammeln.
- **Vorteile:** Lebensrettendes Potenzial für Patienten, die auf eine Lebertransplantation warten oder sich von einer schweren Hepatitis erholen.
- **Nachteile:** Weniger verbreitet, erfordert eine spezielle Ausrüstung.

Die Wahl zwischen diesen verschiedenen Dialyseformen hängt von vielen Faktoren ab, u. a. vom allgemeinen Gesundheitszustand des Patienten, seinem Lebensstil, seinen persönlichen Vorlieben und seiner geografischen Lage. Es ist von entscheidender Bedeutung, dass Patienten und Angehörige der Gesundheitsberufe eng zusammenarbeiten, um die für den Einzelnen am besten geeignete und wirksamste Methode zu ermitteln.

• Dialyse als Nierenersatz

Die Nieren spielen eine lebenswichtige Rolle bei der Aufrechterhaltung des homöostatischen Gleichgewichts im Körper. Sie filtern Abfallstoffe und überschüssige Flüssigkeit heraus und scheiden sie als Urin aus. Wenn die Nieren diese lebenswichtige Funktion nicht mehr erfüllen können, bietet sich die Dialyse als wesentliche Alternative an. Lassen Sie uns die Dialyse als Nierenersatz entschlüsseln.

1. HAUPTFUNKTIONEN DER NIERE

- **Filtern und Ausscheiden:** Die Nieren filtern täglich etwa 120-150 Liter Blut und produzieren etwa 1-2 Liter Urin, wodurch Abfallstoffe und überschüssige Substanzen ausgeschieden werden.
- **Wasserhaushalt:** Sie regulieren das Volumen und die Konzentration der verschiedenen Körperflüssigkeiten.
- **Elektrolytregulierung:** Die Nieren halten die Elektrolyte wie Natrium, Kalium und Kalzium im Gleichgewicht.
- **Hormonproduktion:** Sie produzieren Hormone, die andere Körperfunktionen beeinflussen, z. B. die Produktion von roten Blutkörperchen (Erythropoietin) und die Regulierung des Blutdrucks (Renin).

2. DIE NOTWENDIGKEIT EINES NIERENERSATZES

- **Akutes Nierenversagen (ANI):** Eine plötzliche Verschlechterung der Nierenfunktion, die bei entsprechender Behandlung oft umkehrbar ist.
- **Chronische Niereninsuffizienz (CKD):** Eine fortschreitende und oft irreversible Verschlechterung

der Nierenfunktion, die eine langfristige Behandlung erfordert.

3. WIE DIE DIALYSE ALS NIERENERSATZ DIENT

- **Abfallbeseitigung:** Wie eine natürliche Niere entfernt die Dialyse Abfallstoffe und überschüssige Substanzen aus dem Blut.
- **Ausgleich des Elektrolythaushalts:** Die Dialyse hilft dabei, Werte wie Kalium, Natrium und Bikarbonat zu regulieren, um ein stabiles Elektrolytgleichgewicht zu erhalten.
- **Entfernung überschüssiger Flüssigkeit:** Durch die Entfernung überschüssiger Flüssigkeit hilft die Dialyse, Ödeme, Bluthochdruck und andere Komplikationen, die mit einer Überwässerung einhergehen, zu verhindern.
- **Hilft bei der Regulierung des Blutdrucks:** Durch Aufrechterhaltung eines angemessenen Wasservolumens und -gleichgewichts.

4. BEGRENZUNGEN DER DIALYSE ALS NIERENERSATZVERFAHREN

- **Keine exakte Kopie:** Obwohl die Dialyse viele Funktionen der Niere nachahmt, kann sie eine funktionierende, natürliche Niere nicht vollständig ersetzen.
- **Fehlende Hormonproduktion:** Dialysegeräte können keine Hormone produzieren, wie es die natürlichen Nieren tun.
- **Häufigkeit und Dauer:** Dialysesitzungen sind in der Regel mehrmals pro Woche erforderlich und können mehrere Stunden dauern, im Gegensatz zu den natürlichen Nieren, die kontinuierlich arbeiten.

Die Dialyse ist zwar für viele Menschen mit Niereninsuffizienz unerlässlich, ersetzt aber nie vollständig die Funktion einer gesunden Niere. Sie dient als lebensverlängernde und die Lebensqualität verbessernde Überbrückung bis zu einer möglichen Nierentransplantation oder der Wiederherstellung der Nierenfunktion. Das Verständnis der Fähigkeiten und Einschränkungen der Dialyse ermöglicht eine bessere Betreuung der Patienten und eine Anpassung der Pflege an die individuellen Bedürfnisse.

Warum manche Patienten eine Dialyse benötigen?

• Akute Niereninsuffizienz

Akutes Nierenversagen, auch bekannt als akute Nierenschädigung, ist eine Erkrankung, bei der die Nieren plötzlich aufhören, richtig zu funktionieren, und es ihnen nicht gelingt, Abfallstoffe aus dem Blut zu filtern. Dieser Zustand kann sich innerhalb von Stunden oder Tagen entwickeln und kann potenziell lebensbedrohlich sein, wenn er nicht schnell behandelt wird. Lassen Sie uns diesen Zustand genauer betrachten.

1. URSACHEN VON ARI

Eine IRA kann durch eine Vielzahl von Faktoren verursacht werden, die in der Regel in drei Hauptkategorien eingeteilt werden:

- **Prärenal:** Probleme, die den Blutfluss zu den Nieren beeinträchtigen.
  - Dehydrierung
  - Schock (hypovolämisch, kardiogen)
  - Medikamente, die die Blutversorgung der Nieren beeinträchtigen, wie NSAIDs
  - Herzerkrankungen
- **Renal (oder intrinsisch):** Probleme, die direkt mit den Nieren zusammenhängen.
  - Glomerulonephritis

- Nephrotoxische Medikamente (wie einige Antibiotika)
- Autoimmunerkrankungen
- Niereninfektionen
- Vaskuläre Nierenerkrankungen
- **Postrenal:** Hindernisse, die den Harnabfluss beeinträchtigen.
  - Nierensteine
  - Vergrößerung der Prostata
  - Tumoren
  - Verstopfungen der Harnwege

2. SYMPTOME DER ARI

Die Symptome können je nach Schweregrad der Erkrankung und der zugrunde liegenden Ursache variieren :
- Verminderte Urinproduktion
- Wassereinlagerungen, die zu geschwollenen Beinen, Knöcheln oder Füßen führen
- Kurzatmigkeit
- Müdigkeit
- Verwirrung
- Übelkeit
- Unregelmäßiger Herzrhythmus

3. DIAGNOSE

Die Diagnose wird in der Regel anhand von :
- Krankengeschichte des Patienten und Symptome
- Bluttests zur Messung von Kreatinin und Harnstoff
- Urinanalysen
- Ultraschall oder andere bildgebende Verfahren

4. BEHANDLUNG

Die Behandlung hängt von der Ursache der ARI ab :
- **Behandlung der zugrunde liegenden Ursache: Zum Beispiel das** Absetzen eines nephrotoxischen Medikaments oder die Behandlung einer Infektion.

- **Behandlung von Symptomen und Komplikationen:** Dazu gehören Medikamente zum Ausgleich des Elektrolytspiegels, Diuretika zur Steigerung der Urinproduktion oder andere Behandlungen zur Behandlung spezifischer Symptome.
- **Dialyse:** In schweren Fällen, in denen die Nieren ihre Funktion nicht schnell wieder aufnehmen, kann eine vorübergehende Dialyse erforderlich sein, um die Filterfunktion der Nieren zu ersetzen.

5. PRÄVENTION

Zwar können nicht alle Ursachen von ARI vermieden werden, aber einige vorbeugende Maßnahmen können das Risiko verringern :

- Angemessene Flüssigkeitszufuhr, insbesondere bei anstrengenden körperlichen Aktivitäten oder an heißen Tagen.
- Vorsichtiger Umgang mit Medikamenten, insbesondere mit solchen, die die Nierenfunktion beeinträchtigen können.
- Regelmäßige Gesundheitskontrollen für Risikopersonen.

Akutes Nierenversagen ist ein medizinischer Notfall, der ein schnelles Eingreifen erfordert. Bei einer frühzeitigen Diagnose und einer angemessenen Behandlung kann die Nierenfunktion oft wiederhergestellt werden. Der Schlüssel liegt in einer schnellen Erkennung der Symptome und einer sofortigen medizinischen Intervention.

• Chronische Niereninsuffizienz

Chronisches Nierenversagen, auch bekannt als chronische Nierenerkrankung (CKD), ist ein fortschreitender und meist irreversibler Verlust der Nierenfunktion. Sie tritt auf, wenn die Nieren geschädigt werden und das Blut nicht mehr so effizient wie zuvor filtern können. Lassen Sie uns diese Krankheit im Einzelnen betrachten.

1. URSACHEN DER KHK
Es gibt mehrere Bedingungen, die zu einer KHK führen können, u. a. :
- **Diabetes:** Dies ist die häufigste Ursache für CKD. Überschüssiger Zucker im Blut kann die Nephrone, die Filtereinheiten der Nieren, schädigen.
- **Bluthochdruck:** Ein hoher Blutdruck, der nicht kontrolliert wird, kann die Blutgefäße in den Nieren schädigen.
- **Glomerulonephritis:** Entzündung der Glomeruli, der kleinen Filtereinheiten in der Niere.
- **Erbkrankheiten:** z. B. polyzystische Nierenerkrankung.
- **Harnwegsobstruktionen:** Wie Nierensteine oder Prostatahypertrophien.
- Autoimmunerkrankungen: z. B. Lupus.

2. SYMPTOME DER KHK
Die Symptome sind oft subtil und können sich langsam über mehrere Jahre hinweg entwickeln. Zu ihnen gehören:
- Müdigkeit und Schwäche
- Kurzatmigkeit
- Schwellung der Knöchel, Füße und Hände
- Anhaltendes juckendes Gefühl
- Häufiges Wasserlassen, vor allem nachts
- Hoher Blutdruck
- Appetitlosigkeit
- Schlafstörungen
- Übelkeit oder Erbrechen
- Konzentrationsstörungen

3. DIAGNOSE
Die Diagnose beruht auf :
- **Bluttests:** Messung des Kreatinin- und Harnstoffspiegels.
- **Urintests:** Bewertung von Proteinen und anderen Anomalien.

- **Bildgebende Verfahren:** Ultraschall, MRT oder CT zur Darstellung der Nieren.
- **Nierenbiopsie:** Eine kleine Probe des Nierengewebes wird entnommen und unter dem Mikroskop untersucht.

4. BEHANDLUNG

Obwohl die KHK oft nicht rückgängig gemacht werden kann, ist es möglich, den Zustand zu steuern und sein Fortschreiten zu verlangsamen:

- **Kontrolle der zugrunde liegenden Ursachen:** Zum Beispiel die Behandlung von Diabetes oder Bluthochdruck.
- **Medikamente:** Zur Behandlung von Symptomen und Komplikationen, z. B. Diuretika, Blutdrucksenker oder Medikamente zur Regulierung des Elektrolytspiegels.
- **Ernährungsumstellung: Die** Einschränkung der Aufnahme von Eiweiß, Salz und anderen Mineralien kann dazu beitragen, die Belastung der Nieren zu verringern.
- **Dialyse:** Wenn die Nieren nicht mehr ausreichend funktionieren, kann eine Dialyse erforderlich sein, um die Filterfunktion der Nieren zu ersetzen.
- **Nierentransplantation:** Dies ist eine Option für bestimmte Patienten, bei der eine gesunde Spenderniere eine kranke Niere ersetzt.

5. PRÄVENTION

Die Prävention beruht auf der Bewältigung der zugrunde liegenden Bedingungen und der Aufrechterhaltung eines gesunden Lebensstils :

- Regelmäßige Kontrolle des Blutdrucks und des Blutzuckerspiegels.
- Ein gesundes Gewicht halten.
- Nehmen Sie eine ausgewogene Ernährung zu sich.
- Schränken Sie den Alkoholkonsum ein und vermeiden Sie das Rauchen.

- Vermeiden Sie nicht-essentielle nephrotoxische Medikamente.

Chronische Niereninsuffizienz ist ein ernsthafter medizinischer Zustand mit potenziell schwerwiegenden Auswirkungen auf die Gesundheit. Mit Früherkennung, angemessener Behandlung und Änderungen des Lebensstils ist es möglich, das Fortschreiten zu verlangsamen und die Symptome wirksam zu behandeln. Das Bewusstsein für CKD ist entscheidend, um eine frühzeitige Behandlung und eine bessere Lebensqualität für die Patienten zu gewährleisten.

• Andere Indikationen für die Dialyse

Obwohl chronisches und akutes Nierenversagen die Hauptgründe für die häufige Anwendung der Dialyse sind, gibt es noch andere medizinische Zustände und Situationen, die eine Dialyse erfordern können. Hier ein Überblick über weitere Indikationen für die Dialyse :

1. VERGIFTUNG UND ÜBERDOSIERUNG

- **Medikamente:** Einige Medikamente können dialysiert werden, wenn sie in Überdosierung eingenommen werden, wie Barbiturate, Lithium oder Aspirin.
- **Toxine:** Bei einer Vergiftung durch bestimmte Substanzen kann die Dialyse helfen, das Toxin aus dem System zu entfernen, z. B. bei Ethylenglykol (Frostschutzmittel) oder Methanol.

2. ELEKTROLYTISCHES UNGLEICHGEWICHT

- **Schwere Hyperkaliämie:** Eine hohe Kaliumkonzentration im Blut kann lebensbedrohlich sein und die Herzfunktion beeinträchtigen. Die Dialyse kann verwendet werden, um überschüssiges Kalium schnell zu entfernen.
- **Starke Ungleichgewichte bei anderen Elektrolyten:** Wie ein sehr hoher Kalzium- oder Phosphatspiegel.

3. SCHWERE METABOLISCHE AZIDOSE

Wenn der Körper einen Überschuss an Säuren produziert oder diese nicht richtig ausscheiden kann, kann dies zu einer Azidose führen. In einigen Fällen kann die Niere das Säure-Basen-Gleichgewicht nicht wiederherstellen, sodass ein Dialyseverfahren erforderlich wird.

4. ÜBERMÄßIGE FLÜSSIGKEITSZUFUHR

Bei manchen Patienten, insbesondere bei Patienten mit Herzinsuffizienz, kann die Fähigkeit des Körpers, überschüssige Flüssigkeit auszuscheiden, beeinträchtigt sein, was zu einer Überwässerung führt. Wenn Diuretika nicht wirksam sind, kann eine Dialyse erforderlich sein, um diese überschüssige Flüssigkeit zu entfernen.

5. MYELOMATÖSE SYNDROME

Bei einigen Fällen des Multiplen Myeloms wird eine große Menge an leichten Proteinen (Leichtketten) produziert, die die Nieren schädigen können. Eine Dialyse kann helfen, diese Proteine aus dem Blut zu entfernen.

6. AUTOIMMUNERKRANKUNGEN

Bei Erkrankungen wie systemischem Lupus erythematodes, bei denen es zu einer abnormalen Produktion von Antikörpern kommt, die die Nieren schädigen können, kann eine Dialyse erforderlich sein, insbesondere bei einem schweren Krankheitsschub.

7. ANDERE SYSTEMISCHE ERKRANKUNGEN

Bestimmte Krankheiten wie Sklerodermie oder Vaskulitis können sich auf die Nierenfunktion auswirken. In fortgeschrittenen Fällen oder bei Auftreten von Komplikationen kann die Dialyse eine Behandlungsmöglichkeit sein.

Obwohl Nierenversagen die häufigste Indikation für eine Dialysebehandlung bleibt, dient sie auch in vielen anderen medizinischen Situationen als lebensrettende Behandlung. Das Verständnis dieser Indikationen ermöglicht es den Angehörigen der Gesundheitsberufe, schnell zu handeln, wenn ein Patient von einer Dialysebehandlung profitieren könnte. Die Fähigkeit der Dialyse, das Blut schnell von verschiedenen Substanzen zu filtern, macht sie in einem breiten Spektrum von klinischen Kontexten unerlässlich.

Kapitel 2:
DIE UMGEBUNG DER DIALYSE

Organisation der Dialyseabteilung

Der Betrieb einer Dialyseabteilung erfordert eine sorgfältige Organisation, um die Sicherheit der Patienten zu gewährleisten, eine qualitativ hochwertige Versorgung zu bieten, die Ressourcen zu optimieren und das Wohlbefinden der Fachkräfte sicherzustellen. Eine Dialyseabteilung ist in der Regel wie folgt organisiert :

1. AUFBAU DES DIENSTES
- **Dialysesäle:** Diese Bereiche sind mit Sesseln oder Betten für die Patienten sowie mit Dialysegeräten, Überwachungsgeräten und anderen wichtigen Ausrüstungsgegenständen ausgestattet.
- **Empfangsbereich: Hier werden die** Patienten bei ihrer Ankunft registriert, ihre Termine verwaltet und sie in den Dialysesaal geleitet.
- **Vorbereitungsbereiche:** In diesen Bereichen werden die Dialyselösungen und die benötigten Materialien vorbereitet.

2. MITARBEITER DES DIENSTES
- **Krankenpfleger, die auf Dialyse spezialisiert sind:** Sie spielen eine zentrale Rolle bei der Durchführung der Sitzungen, überwachen die Patienten, bereiten die Maschinen vor und behandeln mögliche Komplikationen.
- **Nephrologen:** Nierenfachärzte, die die Behandlung überwachen, die Dialyseparameter anpassen und medizinische Komplikationen behandeln.

- **Dialysetechniker:** Sie bereiten die Maschinen vor und warten sie, stellen sicher, dass die Geräte ordnungsgemäß funktionieren und helfen manchmal während der Sitzungen.
- **Sozialarbeiter:** Sie bieten Unterstützung bei nichtmedizinischen Aspekten, wie Beratung, Vermittlung von Ressourcen oder Bewältigung sozialer und finanzieller Probleme.
- **Ernährungsberater:** Sie beraten die Patienten über die richtige Ernährung für die Dialyse und helfen ihnen, mit den Einschränkungen bei der Ernährung umzugehen.
- **Verwaltungspersonal:** Sie kümmern sich um administrative Aspekte wie Terminvereinbarungen, Rechnungsstellung und die Koordination mit anderen medizinischen Diensten.

3. PROTOKOLLE UND VERFAHREN

- **Aufnahmeverfahren:** Erstbewertung des Patienten, Anlegen von Krankenakten, Planung des Dialysezeitplans
- **Sicherheitsprotokolle:** Sie legen Maßnahmen fest, um Infektionen zu verhindern, medizinische Abfälle zu entsorgen, die Sterilisation von Geräten zu gewährleisten und die Sicherheit von Patienten und Personal sicherzustellen.
- **Fortbildung:** Regelmäßige Programme für das Personal, um es über die neuesten Techniken, Forschungsergebnisse und Sicherheitsstandards in der Dialyse auf dem Laufenden zu halten.

4. INTERDISZIPLINÄRE ZUSAMMENARBEIT

- **Regelmäßige Treffen:** Nephrologen, Krankenpfleger, Techniker, Ernährungsberater und Sozialarbeiter treffen sich, um Patientenfälle zu besprechen, Herausforderungen zu diskutieren und die Pflege zu koordinieren.

- **Verbindung zu anderen Diensten:** Zusammenarbeit mit der Radiologie bei arteriovenösen Fisteln, mit der Chirurgie bei Nierentransplantationen oder mit der Psychologie bei der emotionalen Unterstützung.

5. **KONTINUIERLICHE VERBESSERUNG**
- **Patientenfeedback:** Umfragen oder Interviews, um die Erfahrungen der Patienten zu verstehen und Verbesserungen vorzuschlagen.
- **Interne Revision:** Regelmäßige Überprüfung von Prozessen, Patientenergebnissen und Pflegestandards, um Bereiche für Verbesserungen zu ermitteln.

Die Organisation einer Dialyseabteilung ist eine komplexe Aufgabe, die eine enge Koordination zwischen zahlreichen Fachleuten und eine ständige Aufmerksamkeit für die Sicherheit und Qualität der Versorgung erfordert. Ein gut geführter Dienst verbessert nicht nur die Ergebnisse der Patienten, sondern trägt auch zu ihrem allgemeinen Wohlbefinden und dem der Fachkräfte bei, die sie betreuen.

Benötigtes Material für eine Dialysesitzung

• Dialysegeräte
Die Dialysemaschine ist das Herzstück der Dialysebehandlung. Ihr Aufbau und ihre Funktion sind entscheidend, um das Blut von Patienten mit Nierenversagen zu reinigen. Dieser Abschnitt erkundet den Aufbau, die Funktionsweise und die Wartung dieser Maschinen.

1. AUFBAU UND BESTANDTEILE DER MASCHINE

- **Monitor:** Zeigt die Dialyseparameter an, z. B. Blutfluss, verstrichene Zeit, Volumen der Dialyselösung und andere wichtige Informationen.
- **Blutpumpe:** Regelt den Blutfluss vom Patienten durch das Dialysegerät.
- **Dialysator:** Auch als "künstliche Niere" bezeichnet, ist dies der Ort, an dem der Austausch zwischen dem Blut des Patienten und der Dialyselösung stattfindet.
- **Dialyselösungspumpen:** Steuern den Fluss der Dialyselösung durch den Dialysator.
- **Heizsystem:** Erwärmt die Dialyselösung auf eine geeignete Temperatur, bevor sie den Dialysator erreicht.
- **Alarmsystem:** Warnt vor Anomalien oder Fehlfunktionen.

2. BETRIEB

- **Vorbereitung des Geräts:** Vor jeder Sitzung wird das Gerät vorbereitet, um sicherzustellen, dass alle Komponenten ordnungsgemäß funktionieren und die erforderlichen Lösungen bereitstehen.
- **Blutkreislauf:** Das Blut wird vom Patienten abgesaugt, meist über einen Gefäßzugang wie eine Fistel, und dann durch das Dialysegerät gepumpt.
- **Reinigung:** Im Dialysator wird das Blut durch eine semipermeable Membran von der Dialyselösung getrennt. Abfallstoffe und überschüssige Flüssigkeit gelangen aus dem Blutkreislauf in die Dialyselösung, die dann abgeleitet wird.
- **Blutrückfluss:** Nachdem das gereinigte Blut den Dialysator durchlaufen hat, wird es zum Patienten zurückgeführt.

3. PFLEGE UND WARTUNG

- **Tägliche Reinigung:** Nach jeder Sitzung wird das Gerät gereinigt, um Infektionen vorzubeugen und eine optimale Funktion zu gewährleisten.
- **Desinfizierung:** Die Maschinen werden regelmäßig desinfiziert, um mikrobielle Kontaminationen zu beseitigen.
- **Regelmäßige Wartung:** Komponenten wie Pumpen und Alarmsysteme werden regelmäßig überprüft und gewartet, um sicherzustellen, dass sie ordnungsgemäß funktionieren.
- **Auswechseln von Teilen:** Im Laufe der Zeit können Teile verschleißen und müssen ausgewechselt werden, um eine sichere und wirksame Behandlung zu gewährleisten.

4. INNOVATIONEN UND TECHNOLOGISCHER FORTSCHRITT

- **Tragbare Geräte:** Neue kompakte Geräte ermöglichen es den Patienten, sich zu Hause oder unterwegs einer Dialyse zu unterziehen.
- **Personalisierung:** Technologische Fortschritte ermöglichen eine stärkere Personalisierung der Dialyseparameter für jeden Patienten.
- **Technologien für die Integration:** Moderne Maschinen können oft in andere Krankenhaussysteme integriert werden, sodass eine Fernüberwachung und -verwaltung möglich ist.

Dialysegeräte sind komplexe, lebenswichtige Vorrichtungen, die ständige Aufmerksamkeit und sorgfältige Wartung erfordern. Das Verständnis ihres Aufbaus und ihrer Funktionsweise ist für jede Fachkraft, die in einer Dialyseabteilung arbeitet, von entscheidender Bedeutung. Mit dem technologischen Fortschritt entwickeln sich diese Maschinen immer weiter und bieten eine verbesserte Versorgung für Patienten mit Nierenversagen.

• Lieferungen und Verbrauchsmaterial

Im Zusammenhang mit der Dialyse ist es von entscheidender Bedeutung, dass die richtigen Materialien und Verbrauchsartikel zur Verfügung stehen, um eine sichere und wirksame Patientenversorgung zu gewährleisten. Diese Artikel sind in der Regel Einwegartikel, um Infektionen zu verhindern und die Sterilität zu gewährleisten. Im Folgenden finden Sie einen Überblick über die in einer Dialyseabteilung üblicherweise verwendeten Vorräte und Verbrauchsmaterialien :

1. VASKULÄRER ZUGANG

- **Katheter:** Sie werden für den vorübergehenden oder dauerhaften Zugang verwendet und in die großen Blutgefäße eingeführt.
- **Nadeln:** Speziell für arteriovenöse Fisteln und Transplantate entwickelt.
- **Verbände und Pflaster:** Zum Abdecken und Schützen der Zugangsstelle nach der Dialyse.

2. DIALYSATOR UND SCHALTKREISE

- **Einwegdialysegeräte:** Sie werden auch als "künstliche Nieren" bezeichnet und enthalten eine semipermeable Membran, die das Blut filtert.
- **Schlauch:** Leitungen, die den Patienten mit dem Dialysegerät verbinden.
- **Spüllösungen:** Zur Vorbereitung und zum Testen des Kreislaufs vor der Dialyse.

3. DIALYSELÖSUNGEN

- **Beutel** mit **konzentrierter Lösung:** Werden mit gereinigtem Wasser gemischt, um die Dialyselösung herzustellen.
- **Bikarbonat: Wird** häufig verwendet, um den pH-Wert der Dialyselösung einzustellen.

4. MEDIKAMENTE UND ANTIKOAGULANTIEN

- **Heparin:** Verhindert die Blutgerinnung während der Dialyse.
- **Medikamente zur Behandlung von Komplikationen:** Wie blutdrucksenkende Mittel, Kalziumlösungen oder Medikamente gegen Übelkeit.

5. REINIGUNGS- UND DESINFEKTIONSMITTEL

- **Lösungen zur Desinfektion:** Zur Reinigung von Maschinen und Oberflächen.
- **Sterile Tücher:** Zur Reinigung von Zugangsstellen oder Hautbereichen.

6. MATERIALIEN FÜR DIE TESTS

- **Teststreifen:** Zur Überprüfung der Wasserqualität und der Konzentration von Lösungen.
- **Blutentnahmesets:** Zur Überwachung der Elektrolytwerte, der Nierenfunktion und anderer wichtiger Parameter.

7. VERSCHIEDENE ARTIKEL

- **Einweghandschuhe:** Zum Schutz und zur Vermeidung von Infektionen.
- **Beutel für medizinische Abfälle:** Zur sicheren Entsorgung von gebrauchtem Verbrauchsmaterial.
- **Spritzen und Nadeln:** Zur Verabreichung von Medikamenten oder zur Entnahme von Proben.

8. PERSÖNLICHE SCHUTZAUSRÜSTUNG (PSA)

- **Kittel:** Schützen das Personal vor versehentlichem Kontakt mit Blut oder Lösungen.
- **Masken und Brillen:** Schützen vor Spritzern.
- **Kappen und Überschuhe:** Zur Aufrechterhaltung der sterilen Umgebung.

Versorgungs- und Verbrauchsmaterialien in der Dialyse spielen eine entscheidende Rolle, um sicherzustellen, dass die Behandlung nicht nur wirksam, sondern auch sicher für den Patienten und das Pflegepersonal ist. Der Umgang mit diesen Verbrauchsmaterialien erfordert eine straffe Organisation, eine angemessene Lagerung und eine kontinuierliche Schulung des Personals, um ihre korrekte und effiziente Verwendung zu gewährleisten.

Hygiene- und Sicherheitsstandards

Hygiene und Sicherheit sind in einer Dialyseabteilung von größter Bedeutung. Dialysepatienten sind häufig immunsupprimiert und haben ein erhöhtes Risiko für Infektionen. Außerdem kommt man beim Dialyseverfahren direkt mit Blut in Berührung, was das Risiko der Übertragung von Krankheiten erhöht. Hier ein Überblick über die wichtigsten Hygiene- und Sicherheitsstandards im Zusammenhang mit der Dialyse :

1. HYGIENE DER HÄNDE
- **Regelmäßiges Händewaschen:** Vor und nach jedem Patienten, vor und nach dem Tragen von Handschuhen und nach jedem Kontakt mit Körperflüssigkeiten.
- **Verwendung von Desinfektionsmitteln auf Alkoholbasis:** Zusätzlich zum Händewaschen mit Wasser und Seife.

2. PERSÖNLICHE SCHUTZAUSRÜSTUNG (PSA)
- **Handschuhe:** Zwischen jedem Patienten und nach dem Kontakt mit Blut oder anderen Körperflüssigkeiten wechseln.
- **Kittel, Masken, Brillen:** Bei Verfahren, bei denen die Gefahr von Spritzern besteht, tragen.

- **Handhabung und Entsorgung:** PSA ordnungsgemäß entfernen und entsorgen, um eine Kreuzkontamination zu vermeiden.

3. DESINFEKTION UND STERILISATION

- **Oberflächen:** Reinigen und desinfizieren Sie regelmäßig alle Oberflächen, insbesondere diejenigen, die in direktem Kontakt mit dem Patienten oder der Ausrüstung stehen.
- **Dialysegeräte: Befolgen Sie** die spezifischen Richtlinien des Herstellers für die Reinigung und Desinfektion.
- **Wiederverwendbare Instrumente:** Nach jedem Gebrauch gemäß den medizinischen Standards sterilisieren.

4. UMGANG MIT ABFALL

- **Spezifische Behälter:** Verwenden Sie Behälter, die speziell für biomedizinische Abfälle vorgesehen sind.
- **Sichere Entsorgung: Stellen Sie sicher,** dass der Abfall gemäß den gesetzlichen Bestimmungen gesammelt und entsorgt wird.

5. SICHERHEIT DER PATIENTEN

- **Ausbildung:** Die Patienten müssen über die Risiken, Vorteile und das Dialyseverfahren aufgeklärt werden.
- **Überwachung: Die** Patienten während der Dialyse ständig überwachen, um Probleme frühzeitig zu erkennen.

6. SICHERHEIT DER MITARBEITER

- **Ausbildung:** Das Personal muss regelmäßig in den besten Gesundheits- und Sicherheitspraktiken geschult werden.
- **Impfungen:** Stellen Sie sicher, dass alle Mitarbeiter über die erforderlichen Impfungen, insbesondere Hepatitis B, verfügen.

7. VERMEIDUNG VON INFEKTIONEN

- **Wasserkontrolle:** Das für die Dialyse verwendete Wasser muss regelmäßig getestet und aufbereitet werden, um Verunreinigungen zu entfernen.
- **Vermeidung von Infektionen im Zusammenhang mit dem Gefäßzugang:** Aseptische Techniken für die Einführung und Pflege von Kathetern, Fisteln und Transplantaten.8. Notfälle
- **Notfallausrüstung:** Zugängliche Notfallausrüstung wie Defibrillator, Notfallkoffer und Sauerstoff.
- **Notfallprotokolle:** Das Personal sollte darin geschult sein, in Notfällen wie Stürzen, allergischen Reaktionen oder kardiovaskulären Komplikationen schnell zu reagieren.

Die Hygiene- und Sicherheitsstandards bei der Dialyse sind von entscheidender Bedeutung, um sowohl die Patienten als auch das Personal zu schützen. Sie erfordern eine ständige Wachsamkeit, regelmäßige Schulungen und eine Aktualisierung auf der Grundlage neuer Forschungsergebnisse und Empfehlungen. Durch die Einhaltung dieser Standards können Dialysedienste eine qualitativ hochwertige Versorgung anbieten und gleichzeitig die Risiken für alle Beteiligten minimieren.

Kapitel 3:
DIE ROLLE DES KRANKENPFLEGERS BEI DER DIALYSE

Vorbereitung des Patienten

• Klinische Bewertung

Die klinische Beurteilung ist ein grundlegender Bestandteil der Behandlung von Dialysepatienten. Sie dient dazu, den allgemeinen Gesundheitszustand des Patienten, die Wirksamkeit der Dialyse und das mögliche Vorliegen von Komplikationen oder neuen Erkrankungen zu ermitteln. Hier finden Sie einen ausführlichen Leitfaden zur klinischen Beurteilung eines Dialysepatienten :

1. BEFRAGUNG

- **Allgemeine Symptome:** Müdigkeit, Gewichtsverlust, Fieber, Übelkeit, Erbrechen oder andere ungewöhnliche Symptome.
- **Spezifische Symptome:** Krämpfe, Juckreiz, Kurzatmigkeit, Ödeme, hoher oder niedriger Blutdruck, Schmerzen an der Gefäßzugangsstelle.
- **Medikamente:** Alle aktuellen Medikamente, Änderungen, Medikamentenallergien und Nebenwirkungen.
- **Krankengeschichte:** Frühere Krankheiten, Operationen, Krankenhausaufenthalte und andere medizinische Behandlungen.

2. KÖRPERLICHE UNTERSUCHUNG

- **Vitalität:** Messung des Blutdrucks, der Herzfrequenz, der Atemfrequenz und der Temperatur.

- **Gefäßzugangsstelle:** Auf Rötung, Schwellung, Hitze oder Schmerzen achten. Achten Sie auf die Geräusche des Blutflusses (thrill), um die ordnungsgemäße Funktion zu bestätigen.
- **Herz-Kreislauf-Untersuchung:** Hören Sie auf die Herztöne, prüfen Sie die Beine auf Ödeme und beurteilen Sie die periphere Durchblutung.
- **Lungenuntersuchung:** Hören Sie die Lunge auf Pfeif-, Rassel- und andere abnormale Geräusche ab.
- **Abdominaluntersuchung:** Abtasten auf Masse, Schmerzen oder Dehnung.

3. LABORBEWERTUNGEN

- **Blutbild:** Messung von Harnstoff, Kreatinin, Elektrolyten, Bikarbonat, Hämoglobin und anderen wichtigen Indikatoren zur Beurteilung der Nierenfunktion und der Wirksamkeit der Dialyse.
- **Urintests:** Prüfen auf Proteine, Blut oder andere Anomalien.
- **Andere spezifische Tests: z.** B. Parathormonspiegel bei Patienten mit sekundärem Hyperparathyreoidismus.

4. BEWERTUNGEN DER LEBENSQUALITÄT

- **Emotionale und mentale Zustände:** Depressionen, Angstzustände oder andere psychische Probleme, die bei Dialysepatienten häufig auftreten.
- **Aktivitätsniveau und Funktionsfähigkeit:** Beurteilen Sie die Fähigkeit des Patienten, alltägliche Aktivitäten durchzuführen.

5. BEWERTUNG DER ERNÄHRUNG

- **Gewicht:** Verfolgen Sie die Gewichtsschwankungen, um den Wasserhaushalt zu beurteilen.
- **Ernährung:** Überprüfen Sie die Ernährung, um sicherzustellen, dass sie für die Nierenerkrankung geeignet ist.

6. REGELMÄßIGE BEWERTUNGEN

- **Regelmäßige Neubewertung:** Die Patienten sollten regelmäßig bewertet werden, um ihren Gesundheitszustand zu überwachen und die Behandlung ggf. anzupassen.
- **Konsultationen mit anderen Spezialisten:** Je nach Bedarf, z. B. mit einem Kardiologen, einem Endokrinologen oder einem Psychologen.

Die klinische Beurteilung ist ein kontinuierlicher Prozess, der Aufmerksamkeit für Details, aktives Zuhören und eine enge Zusammenarbeit mit dem Patienten erfordert. Sie ermöglicht es, Probleme frühzeitig zu erkennen, die Behandlung anzupassen und eine umfassende Betreuung anzubieten, wodurch die Ergebnisse für Dialysepatienten optimiert werden.

• Psychologische Vorbereitung

Die Dialyse stellt für die meisten Patienten eine große Umstellung dar. Neben den körperlichen Auswirkungen kann die Dialyse auch tiefgreifende emotionale und psychologische Folgen haben. Die psychologische Vorbereitung ist daher von entscheidender Bedeutung, um den Patienten bei der Bewältigung dieser neuen Lebensphase zu helfen.

1. ERKENNEN DER EMOTIONALEN AUSWIRKUNGEN

- **Änderungen des Lebensstils: Dazu** gehören Änderungen der täglichen Routine und des Engagements für die Behandlung.
- **Ängste und Befürchtungen:** Sorgen über das Verfahren, die Zukunft und Veränderungen des Gesundheitszustands anerkennen.
- **Verlustgefühle:** Identifizieren Sie das Gefühl des Verlusts der normalen Nierenfunktion und der Unabhängigkeit.

2. EMOTIONALE UNTERSTÜTZUNG

- **Selbsthilfegruppen:** Verweisen Sie die Patienten an Selbsthilfegruppen, in denen sie ihre Erfahrungen austauschen und von anderen lernen können.
- **Individuelle Therapie: Bei Bedarf** kann eine Therapie helfen, Depressionen, Angstzustände oder Trauer zu bewältigen.
- **Familie und Freunde:** Ermutigen Sie den Patienten, mit seinen Angehörigen über seine Gefühle und Sorgen zu sprechen.

3. BILDUNG UND INFORMATION

- **Dialyseverfahren:** Erklären Sie ausführlich, was Sie während der Dialyse zu erwarten haben, was dazu beitragen kann, Ängste abzubauen.
- **Symptommanagement:** Informieren Sie über den Umgang mit häufigen Nebenwirkungen wie Müdigkeit, Krämpfen oder niedrigem Blutdruck.
- **Patientenrechte:** Versichern Sie den Patienten, dass sie über ihre Rechte verfügen, einschließlich des Rechts, an der Entscheidungsfindung bezüglich ihrer Behandlung teilzunehmen.

4. TECHNIKEN ZUR STRESSBEWÄLTIGUNG

- **Entspannung:** Den Patienten Techniken wie tiefes Atmen, Meditation oder geführte Visualisierung beibringen.
- **Körperliche Aktivität:** Förderung einer angemessenen körperlichen Aktivität, um Stress abzubauen und die Stimmung zu verbessern.
- **Hobbys und Freizeitaktivitäten:** Motivieren Sie die Patienten, weiterhin oder neu Hobbys zu finden, um sich abzulenken und zu entspannen.

5. VORBEREITUNG AUF ROUTINEÄNDERUNGEN

- **Planung:** Helfen Sie den Patienten, ihren Tagesablauf so zu planen, dass sie die Dialysesitzungen einplanen können.
- **Anpassung des Arbeitsplatzes:** Besprechen Sie mit dem Arbeitgeber mögliche Anpassungen, z. B. flexible Arbeitszeiten.

6. FÖRDERUNG DER SELBSTSTÄNDIGKEIT

- **Schulung für die Selbstdialyse:** Einige Patienten entscheiden sich möglicherweise für die Selbstdialyse zu Hause. Die richtige Schulung kann ihr Gefühl der Unabhängigkeit stärken.
- **Aktive Beteiligung:** Ermutigen Sie die Patienten, Fragen zu stellen und sich aktiv an ihrer Behandlung zu beteiligen.

7. KONTINUIERLICHE ÜBERWACHUNG

- Regelmäßige **Nachsorge:** Planen Sie regelmäßige Besuche bei einem Psychologen oder Berater ein, um den emotionalen und psychologischen Zustand des Patienten zu überwachen.

Die psychologische Vorbereitung ist ein entscheidender Aspekt bei der Betreuung von Dialysepatienten. Durch das Erkennen und Ansprechen der mit der Dialyse verbundenen emotionalen und mentalen Herausforderungen kann die Lebensqualität des Patienten verbessert und die Therapietreue erhöht werden. Ein umfassender Ansatz, der emotionale Unterstützung, Aufklärung und Stressbewältigung umfasst, ist entscheidend für die Unterstützung der Patienten während ihrer gesamten Dialysebehandlung.

Einrichten und Dialyseüberwachung

• Ein- und Ausstecken

Einer der technisch anspruchsvollsten Schritte im Dialyseverfahren ist das Anschließen und Abtrennen des Patienten an das Dialysegerät. Dieser Vorgang, der Präzision und Wachsamkeit erfordert, ist für die Sicherheit des Patienten von entscheidender Bedeutung. Hier ein detaillierter Überblick über diese Schritte :

1. VORBEREITUNG

- **Überprüfung der Ausrüstung: Stellen Sie** sicher, dass alle Verbrauchsmaterialien vorhanden sind: Dialyselinien, Dialysatlösung, Antikoagulantien, Verbandsmaterial, sterile Handschuhe usw.
- **Kontrolle des Geräts: Stellen Sie** sicher, dass das Dialysegerät sauber, funktionstüchtig und bereit für die Sitzung ist.
- **Vorbereitung des Patienten:** Überprüfen Sie die vaskuläre Zugangsstelle auf Anzeichen einer Infektion oder Komplikation.

2. ANSCHLUSS

- **Händewaschen:** Dies ist ein entscheidender Schritt, um eine Ansteckung zu vermeiden.
- **Vorbereitung der Zugangsstelle:** Reinigen Sie die vaskuläre Zugangsstelle mit einem geeigneten Antiseptikum und lassen Sie sie trocknen.
- **Anschluss:** Verbinden Sie die Dialyseleitungen mit dem Gerät. Achten Sie darauf, dass die Luft vollständig aus den Leitungen entfernt wird, um eine Gasembolie zu vermeiden.
- **Einführen der Nadel:** Wenn der Patient eine Fistel oder ein Transplantat verwendet, führen Sie die Nadeln entsprechend den Protokollen ein. Wenn der

Patient einen Katheter verwendet, verbinden Sie diesen mit den Leitungen.

- **Beginn der Dialyse: Wenn** alles richtig angeschlossen ist, beginnen Sie mit dem Dialyseverfahren und halten Sie sich an die vorgeschriebenen Parameter.

3. ÜBERWACHUNG

- **Während der Dialyse:** Überwachen Sie den Patienten ständig auf Anzeichen von Unwohlsein, niedrigem Blutdruck oder anderen Komplikationen.
- **Maschinenüberwachung: Stellen Sie** sicher, dass die Maschine ordnungsgemäß funktioniert und dass die Alarme aktiviert sind.

4. ABMELDEN

- **Ausschalten des Geräts:** Schalten Sie das Dialysegerät nach Beendigung der Sitzung aus und beobachten Sie die Vitalzeichen des Patienten.
- **Entfernen der Nadeln: Entfernen Sie** die Nadeln vorsichtig aus der Fistel oder dem Transplantat und üben Sie dabei sanften Druck aus, um Blutungen zu vermeiden.
- **Katheter abklemmen:** Wenn ein Katheter verwendet wird, klemmen Sie ihn von den Dialyseleitungen ab.
- **Reinigen Sie die Stelle:** Reinigen Sie die Zugangsstelle noch einmal mit einem Antiseptikum.
- **Verband:** Legen Sie einen sterilen Verband auf die Zugangsstelle.

5. NACH DER DIALYSE

- **Überwachung nach der Dialyse: Beobachten Sie** den Patienten über einen gewissen Zeitraum, um sicherzustellen, dass es keine Komplikationen nach der Dialyse gibt.
- **Patientenberatung:** Informieren Sie den Patienten darüber, worauf er achten muss, wenn er nach Hause

geht, und wann er zur nächsten Sitzung wiederkommen muss.

Das Anschließen und Abtrennen an die Dialysemaschine ist ein lebenswichtiger Schritt, der eine gründliche Ausbildung, Fachkenntnisse und ständige Aufmerksamkeit erfordert. Wenn diese Verfahren korrekt durchgeführt werden, gewährleisten sie die Sicherheit des Patienten und die Wirksamkeit der Behandlung.

• Kontinuierliche Überwachung

Eine angemessene und kontinuierliche Überwachung ist während der Dialysebehandlung unerlässlich, um die Sicherheit des Patienten zu gewährleisten und die Behandlungsergebnisse zu optimieren. Hier finden Sie einen detaillierten Überblick über die kontinuierliche Überwachung während der Dialysebehandlung:

1. AUF VITALZEICHEN ACHTEN

- **Herzfrequenz:** Achten Sie darauf, dass die Herzfrequenz in einem für den Patienten normalen Bereich liegt. Abweichungen davon können auf eine Komplikation hinweisen.
- **Blutdruck:** Während der Dialyse kann es zu plötzlichen Blutdruckänderungen kommen, vor allem aufgrund des schnellen Flüssigkeitsentzugs.
- **Temperatur:** Eine erhöhte Temperatur kann auf eine Infektion hinweisen.
- **Atmung:** Achten Sie auf die Geschwindigkeit und die Tiefe der Atmung. Eine flache oder schnelle Atmung kann auf ein Problem hinweisen.

2. BEOBACHTUNG DES VASKULÄREN ZUGANGS

- **Aussehen:** Überprüfen Sie die Zugangsstelle regelmäßig auf Anzeichen einer Infektion, Rötung, Schwellung oder eines Blutergusses.

- **Blutfluss:** Achten Sie auf einen stabilen Blutfluss und darauf, dass es keine Anzeichen für eine Verstopfung oder Komplikationen gibt.

3. ÜBERWACHUNG DER DIALYSEMASCHINE
- **Parameter:** Stellen Sie sicher, dass alle Parameter (z. B. Dialysatfluss, Temperatur, Druck usw.) mit den für den Patienten verordneten Parametern übereinstimmen.
- **Alarme:** Achten Sie darauf, dass alle Alarme ordnungsgemäß funktionieren. Im Falle eines Alarms sollten Sie schnell die Ursache ermitteln und gegebenenfalls eingreifen.

4. BEWERTUNG DES WOHLBEFINDENS DES PATIENTEN
- **Allgemeine Symptome:** Fragen Sie den Patienten regelmäßig nach seinem Befinden, insbesondere ob er Schwindel, Übelkeit, Krämpfe oder andere Beschwerden verspürt.
- **Emotionaler Zustand: Stellen Sie sicher,** dass der Patient entspannt und beruhigt ist. Erhöhte Ängstlichkeit oder emotionale Not können sich negativ auswirken.

5. ÜBERWACHUNG DES GEWICHTS UND DES WASSERHAUSHALTS
- **Gewicht:** Wiegen Sie den Patienten vor und nach jeder Sitzung, um die Menge der entzogenen Flüssigkeit zu ermitteln.
- **Urinvolumen:** Wenn der Patient noch Urin produziert, messen und dokumentieren Sie das Volumen.

6. ÜBERWACHEN SIE DIE QUALITÄT DES DIALYSATS
- **Konzentration:** Achten Sie darauf, dass die Dialysatlösung die richtige Konzentration an Elektrolyten aufweist.

- **Temperatur: Stellen Sie** sicher, dass die **Temperatur** innerhalb des vorgeschriebenen Bereichs liegt.

7. BEWERTUNG VON SYMPTOMEN NACH DER DIALYSE

- **Häufig auftretende Symptome:** Nach der Dialyse können bei einigen Patienten Müdigkeit, Krämpfe oder Kopfschmerzen auftreten. Achten Sie auf diese Symptome und informieren Sie ggf. Ihren Arzt.

8. DOKUMENTATION

- **Patientenakte:** Notieren Sie alle relevanten Details der Sitzung, einschließlich der Maschinenparameter, Vitalzeichen, Zwischenfälle oder Komplikationen sowie alle durchgeführten Eingriffe.

Die kontinuierliche Überwachung ist ein Schlüsselelement für die Sicherheit und Wirksamkeit der Dialysebehandlung. Der Krankenpfleger oder Techniker muss darin geschult sein, Warnsignale schnell zu erkennen und angemessen einzugreifen. Eine sorgfältige Überwachung gewährleistet nicht nur das körperliche Wohlbefinden des Patienten, sondern trägt auch zu seiner Beruhigung während dieses wichtigen Verfahrens bei.

Umgang mit Komplikationen

• Niedriger Blutdruck

Hypotonie oder niedriger Blutdruck ist eine der häufigsten Komplikationen bei der Dialyse, insbesondere bei der Hämodialyse. Ein gründliches Verständnis dieser Komplikation ist für ihre Prävention und Behandlung von entscheidender Bedeutung.

1. DEFINITION UND DIAGNOSE

- **Was ist ein niedriger Blutdruck?** Eine Abnahme des systolischen Blutdrucks unter 90 mmHg oder eine Abnahme um mehr als 20 mmHg im Vergleich zum Ausgangswert des Patienten.
- **Anzeichen und Symptome:** Müdigkeit, Schwindel, Übelkeit, Krämpfe, verschwommene Sicht, Herzklopfen, Brustschmerzen und in schweren Fällen Bewusstlosigkeit.

2. URSACHEN FÜR NIEDRIGEN BLUTDRUCK BEI DER DIALYSE

- **Schnelle Entnahme von Flüssigkeit:** Wenn zu viel Blutvolumen in kurzer Zeit entnommen wird, kann dies das Blutvolumen verringern und zu niedrigem Blutdruck führen.
- **Herzfunktionsstörungen:** Patienten mit Herzproblemen in der Vorgeschichte können eine verminderte Fähigkeit haben, schnelle Volumenänderungen zu kompensieren.
- **Temperatur des Dialysats:** Ein zu heißes Dialysat kann zu einer Vasodilatation führen und so den Blutdruck senken.
- **Blutdrucksenkende Medikamente:** Die Einnahme von blutdrucksenkenden Medikamenten vor der Dialyse kann das Risiko eines niedrigen Blutdrucks erhöhen.
- **Mahlzeiten vor der Dialyse:** Das Essen kurz vor oder während der Dialyse kann den Blutfluss in den Magen-Darm-Trakt lenken und den Blutrückfluss zum Herzen verringern.

3. PRÄVENTION

- **Anpassung des zu entnehmenden Flüssigkeitsvolumens:** Schätzen Sie genau, wie viel Flüssigkeit Sie während jeder Sitzung entnehmen müssen.

- **Überwachung der Dialysat-Temperatur:** Halten Sie das Dialysat auf einer geeigneten Temperatur, um die Vasodilatation zu minimieren.
- **Medikamentenmanagement:** Überprüfung und Anpassung von blutdrucksenkenden Medikamenten vor der Dialyse.
- **Ratschläge zum Essen:** Patienten sollten darauf achten, nicht unmittelbar vor oder während der Dialyse zu essen.

4. BEHANDLUNG BEI NIEDRIGEM BLUTDRUCK

- **Unterbrechen der Flüssigkeitszufuhr:** Unterbrechen oder reduzieren Sie die Flüssigkeitszufuhr, sobald ein niedriger Blutdruck festgestellt wird.
- **Patientenlagerung: Bringen Sie** den Patienten in die Trendelenburg-Lage (Kopf tiefer als die Füße), um den venösen Rückfluss zu erhöhen.
- **Verabreichung von Flüssigkeiten:** Verabreichen Sie eine Kochsalzlösung, um das Blutvolumen zu erhöhen.
- **Kontinuierliche Überwachung: Überwachen** Sie die Lebenszeichen genau, bis sie sich stabilisiert haben.
- **Medikamentenbewertung:** Überprüfen Sie die Medikamente des Patienten, insbesondere die blutdrucksenkenden Mittel, um sie entsprechend anzupassen.

Niedriger Blutdruck während der Dialyse ist eine häufige, aber überschaubare Komplikation. Eine sorgfältige Überwachung, schnelles Eingreifen und eine gründliche Aufklärung der Patienten über vorbeugende Maßnahmen sind entscheidend, um die Sicherheit und das Wohlbefinden des Patienten während der Dialysebehandlung zu gewährleisten.

• Krämpfe

Muskelkrämpfe sind eine häufige Komplikation während der Hämodialyse. Sie sind oft schmerzhaft und können die Lebensqualität der Patienten erheblich beeinträchtigen. Krämpfe während der Dialyse zu verstehen und zu wissen, wie man ihnen vorbeugen und mit ihnen umgehen kann, ist für das Wohlbefinden des Patienten von entscheidender Bedeutung.

1. DEFINITION UND DIAGNOSE

- **Was ist ein Krampf?** Eine unwillkürliche, plötzliche und schmerzhafte Kontraktion eines Muskels oder einer Muskelgruppe.

- **Betroffene Bereiche:** Obwohl jeder Muskel betroffen sein kann, betreffen Krämpfe während der Dialyse am häufigsten die Beinmuskeln.

2. URSACHEN FÜR KRÄMPFE BEI DER DIALYSE

- **Schneller Entzug von Flüssigkeit:** Der schnelle Entzug von Flüssigkeit während der Hämodialyse kann das Blutvolumen und die Elektrolytkonzentration verringern und Krämpfe verursachen.

- **Elektrolytstörungen:** Eine anormale Konzentration bestimmter Elektrolyte, insbesondere Natrium, Kalium und Kalzium, kann zu Krämpfen führen.

- **Ansammlung von Toxinen:** Die Dialyse entfernt möglicherweise nicht alle Toxine wirksam, was die Muskelfunktion beeinträchtigen kann.

3. PRÄVENTION

- **Mäßige Entnahme:** Achten Sie darauf, dass Sie die vorgeschriebene Menge an Flüssigkeit in einem mäßigen Tempo entnehmen und vermeiden Sie eine zu schnelle Entnahme.

- **Elektrolytüberwachung:** Behalten Sie die Elektrolytwerte des Patienten im Auge und passen Sie das Dialysat bei Bedarf an.

51

- **Taurin-Ergänzung:** Einige Studien deuten darauf hin, dass Taurin Krämpfen während der Dialyse vorbeugen kann, obwohl weitere Untersuchungen erforderlich sind.

4. BEHANDLUNG VON KRÄMPFEN

- **Reduzierung der Flüssigkeitsentnahme:** Wenn der Patient anfängt, Krämpfe zu bekommen, sollten Sie eine Reduzierung der Flüssigkeitsentnahmerate in Erwägung ziehen.
- **Dehnung des betroffenen Muskels:** Bitten Sie den Patienten, den betroffenen Muskel sanft zu dehnen. Bei einem Wadenkrampf kann der Patient z. B. versuchen, das Bein zu strecken und die Zehen sanft zu sich heranzuziehen.
- **Ergänzungen von Elektrolyten:** Wenn ein Elektrolytungleichgewicht vermutet wird, sollten Sie eine Anpassung des Dialysats oder die Verabreichung von Nahrungsergänzungsmitteln in Betracht ziehen.
- **Medikation:** In einigen Fällen können Medikamente wie Chinin oder andere krampflösende Mittel verschrieben werden, obwohl ihre Anwendung Nebenwirkungen haben kann.

Krämpfe während der Dialyse können für den Patienten unangenehm und störend sein. Eine sorgfältige Überwachung, ein schnelles Eingreifen und eine gründliche Aufklärung der Patienten über die Vorbeugung und Behandlung von Krämpfen können dazu beitragen, die Dialyseerfahrung und die Lebensqualität zu verbessern.

• Andere häufige Komplikationen

Obwohl die Dialyse ein lebensrettender Eingriff ist, ist sie mit einer Reihe potenzieller Komplikationen verbunden. Neben niedrigem Blutdruck und Krämpfen können während oder nach einer Dialysebehandlung auch andere Komplikationen auftreten.

1. INFEKTION

- **Gefäßzugang:** Der Zugang (Fistel, Transplantat oder Katheter) ist ein potenzieller Weg für Infektionen.
- **Prävention:** Achten Sie beim An- und Abmelden auf aseptische Techniken. Überwachen Sie den Zugang regelmäßig auf Anzeichen einer Infektion.
- **Behandlung:** Bei Anzeichen einer Infektion kann die Behandlung Antibiotika und in einigen Fällen eine Operation umfassen, um einen infizierten Katheter zu entfernen.

2. ANÄMIE

- **Ursache:** Der Blutverlust während der Sitzungen und die verminderte Produktion von Erythropoietin durch die kranken Nieren können zu einer Anämie führen.
- **Vorbeugung:** Minimieren Sie den Blutverlust während der Dialyse und überwachen Sie regelmäßig die Hämoglobin- und Hämatokritwerte.
- **Management:** Verabreichung von Erythropoietin und Eisenpräparaten, falls erforderlich.

3. KNOCHEN- UND MINERALSTOFFPROBLEME

- **Ursache:** Eine Nierenerkrankung kann den Kalzium- und Phosphorhaushalt beeinträchtigen, was sich auf die Knochen auswirkt.
- **Vorbeugung:** Kontrollierte Ernährung, phosphorbindende Medikamente und Anpassung des Dialysats.

- **Management:** Kalziumpräparate, aktives Vitamin D und andere Medikamente zur Regulierung des Knochenstoffwechsels.

4. DIALYSE-ERSCHÖPFUNGSSYNDROM

- **Ursache:** Müdigkeit nach der Dialyse aufgrund der raschen Veränderungen des Körpervolumens und des Elektrolythaushalts.
- **Vorbeugung:** Anpassung der Rate und Menge des Flüssigkeitsentzugs.
- **Management:** Ruhe und in manchen Fällen Anpassung des Dialyseplans.

5. FEHLFUNKTION DES GEFÄßZUGANGS

- **Ursache:** Blockierungen, Stenosen oder Thrombosen können die Fistel, das Transplantat oder den Katheter betreffen.
- **Vorbeugung:** Regelmäßige Überwachung des Zugangs, aseptische Techniken und Vermeidung von Kompression.
- **Management:** Chirurgische oder radiologische Eingriffe zur Wiederherstellung der Durchblutung.

6. KOMPLIKATIONEN IM ZUSAMMENHANG MIT DEM DIALYSAT

- **Ursache:** Elektrolytstörungen, Kontamination oder allergische Reaktionen.
- **Vorbeugung:** Überprüfung der Zusammensetzung des Dialysats und regelmäßige Wartung der Dialysemaschine.
- **Management:** Anpassung des Dialysats und Behandlung von Symptomen

Das Wissen über mögliche Komplikationen im Zusammenhang mit der Dialyse ist für deren Prävention und Behandlung von entscheidender Bedeutung. Eine ständige Überwachung, eine offene Kommunikation mit dem Patienten und eine kontinuierliche Fortbildung sind entscheidend, um die Sicherheit und das Wohlbefinden des Patienten während und nach jeder Dialysebehandlung zu gewährleisten.

Bildung des Patienten

Die Aufklärung von Dialysepatienten ist für ihre Autonomie, ihre Sicherheit und den Erfolg der Behandlung von entscheidender Bedeutung. Eine angemessene Aufklärung kann den Patienten helfen, ihren Zustand besser zu verstehen, sich an die Behandlung zu halten und aktiv an der Gesundheitsfürsorge teilzunehmen.

1. EINFÜHRUNG IN DIE DIALYSE
- **Was ist eine Dialyse?** Erklärung der Grundprinzipien.
- **Warum ist sie notwendig?** Diskussion über die Nierenfunktion und die Gründe für die Dialyse.
- **Dialysearten:** Hämodialyse vs. Peritonealdialyse.

2. NIERENVERSAGEN VERSTEHEN
- **Was machen die Nieren?** Die Bedeutung der Nieren im Körper
- Ursachen der Niereninsuffizienz: akut vs. chronisch
- **Anzeichen und Symptome:** Wie man Probleme erkennt.

3. VASKULÄRER ZUGANG
- **Zugangsarten:** Fistel, Transplantat, Katheter.
- **Pflege des Zugangs:** Hygiene, Überwachung und Vermeidung von Komplikationen

4. TYPISCHE DIALYSESITZUNG
- **Vor der Sitzung:** Vorbereitungen und Erwartungen

- **Während der Sitzung:** Prozess, Überwachung und Umgang mit Symptomen.
- **Nach der Sitzung: Erholung**, Überwachung und Pflege zu Hause.

5. ERNÄHRUNG UND FLÜSSIGKEITEN
- **Bedeutung der Ernährung:** Der Einfluss der Ernährung auf die Dialyse und die Nierengesundheit.
- **Flüssigkeitsbegrenzungen:** Bedeutung und Tipps für den Umgang damit.
- **Zu beachtende Elektrolyte:** Kalium, Phosphor, Kalzium, Natrium.

6. MEDIKAMENTE
- **Medikamente, die häufig eingenommen werden:** Antihypertensiva, Eisenpräparate, Phosphorbinder.
- **Bedeutung der Mitgliedschaft:** Folgen der Nichtmitgliedschaft.
- **Umgang mit Nebenwirkungen:** Wie man sie erkennt und was man tun kann.

7. UMGANG MIT KOMPLIKATIONEN
- **Erkennung:** Anzeichen und Symptome häufiger Komplikationen.
- Was tun, wenn es zu Komplikationen kommt? Erste Hilfe und wann Sie einen Arzt aufsuchen sollten.

8. ALLTAG UND EMOTIONALE UNTERSTÜTZUNG
- Tägliche Aktivitäten: Arbeit, Sport, Freizeit.
- **Emotionale Unterstützung:** Bewältigung von Stress, Depressionen und Ängsten.
- **Verfügbare Ressourcen:** Selbsthilfegruppen, Therapien, soziale Dienste.

9. ZUKÜNFTIGE PERSPEKTIVEN

- **Nierentransplantation: Was Sie** wissen müssen und wie Sie sich vorbereiten sollten.
- Neue Technologien und Behandlungen: Bleiben Sie über die neuesten Entwicklungen auf dem Laufenden.

Die Patientenschulung ist ein zentraler Pfeiler bei der Behandlung von Nierenversagen und Dialyse. Indem sie den Patienten die Werkzeuge und Informationen an die Hand geben, die sie benötigen, können die Angehörigen der Gesundheitsberufe ihnen helfen, ein gesünderes, selbstbestimmteres und erfüllteres Leben zu führen.

Kapitel 4:
BESONDERE TECHNIKEN

Hämodialyse

• Grundlegende Prinzipien

Die Dialyse ist ein komplexes, aber wichtiges Verfahren, das die Funktion der Nieren teilweise ersetzt, wenn diese ihre Arbeit nicht mehr verrichten können. Für einen unerfahrenen Patienten oder für jeden, der dieses Verfahren verstehen möchte, ist es von entscheidender Bedeutung, die grundlegenden Prinzipien zu kennen.

1. WAS IST DIALYSE?

- **Definition Die Dialyse ist eine Form der Blutwäsche:** Die Dialyse ist ein medizinisches Verfahren, das dabei hilft, Abfallstoffe, Salz und überschüssiges Wasser aus dem Körper zu entfernen. Die Dialyse dient auch der Regulierung eines sicheren Niveaus einiger wichtiger Chemikalien im Blut, wie Kalium, Natrium und Bikarbonat.
- **Ziel: Die** Hauptfunktion der Dialyse besteht darin, das Gleichgewicht der Substanzen im Blut aufrechtzuerhalten, was die kranken Nieren nicht mehr effektiv leisten können.

2. WARUM IST DAS NOTWENDIG?

- **Rolle der Nieren:** Die Nieren filtern und entfernen Abfallstoffe aus dem Blut und bilden so den Urin. Außerdem regulieren sie den Blutdruck, den Elektrolythaushalt und produzieren Hormone.
- **Nierenversagen:** Wenn die Nieren versagen, sammeln sich Abfallstoffe im Körper an, was

gefährlich sein kann. Die Dialyse übernimmt die Aufgabe, diese Abfälle zu beseitigen.

3. WIE FUNKTIONIERT DAS?

- **Prinzip der Diffusion:** Abfallstoffe aus dem Blut gelangen durch eine semipermeable Membran in eine Lösung (Dialysat), die sie anzieht. Die Konzentration der Abfallstoffe ist im Blut höher als im Dialysat, wodurch es zu einer Bewegung der Abfallstoffe kommt.
- **Osmotisches Gleichgewicht:** Überschüssiges Wasser wird durch Osmose aus dem Blut entfernt, wobei das Wasser von einem Bereich mit niedriger Konzentration an gelösten Stoffen zu einem Bereich mit hoher Konzentration wandert.

4. ARTEN DER DIALYSE

- **Hämodialyse:** Das Blut wird aus dem Körper in eine Dialysemaschine gepumpt, die es filtert und wieder in den Körper zurückführt.
- Peritonealdialyse: Eine Dialyseflüssigkeit wird über einen Katheter in die Bauchhöhle geleitet. Die Abfallstoffe werden durch die Membran des Bauchfells entfernt und die Flüssigkeit wird dann abgeleitet.

5. BEDEUTUNG DES DIALYSATS

- **Zusammensetzung:** Dialysat ist eine speziell formulierte Lösung, die dabei hilft, Abfallstoffe auszuscheiden und den Elektrolytspiegel im Blut auszugleichen.
- **Rolle:** Neben der Beseitigung von Abfallstoffen gleicht das Dialysat Ungleichgewichte in Elektrolyten (wie Kalium oder Kalzium) aus, um ein gesundes Körperklima aufrechtzuerhalten.

Die Dialyse ist für viele Menschen mit Nierenversagen eine lebensrettende medizinische Maßnahme. Obwohl sie komplex ist, beruht ihr grundlegendes Verständnis auf den Prinzipien der Diffusion und Osmose, um Abfallstoffe zu entfernen und die Substanzen im Blut auszugleichen. Ein Grundwissen über dieses Verfahren hilft Patienten und ihren Angehörigen, diesen wichtigen Teil ihrer medizinischen Behandlung zu verstehen und zu bewältigen.

• Schritt-für-Schritt-Verfahren

Obwohl jedes Dialysezentrum seine eigenen spezifischen Verfahren haben kann, folgt hier eine allgemeine Abfolge der Schritte, die während einer Dialysesitzung durchgeführt werden, wobei wir uns hauptsächlich auf die Hämodialyse, die häufigste Form der Dialyse, konzentrieren.

1. VORBEREITUNG DES PATIENTEN

- **Klinische Beurteilung:** Überprüfung der Vitalzeichen (Blutdruck, Puls, Temperatur).
- **Wiegen:** Zur Bestimmung der Wassermenge, die während der Sitzung entnommen werden soll.
- **Untersuchung des Gefäßzugangs:** Suche nach Anzeichen einer Infektion oder Fehlfunktion.

2. VORBEREITUNG DER DIALYSEMASCHINE

- **Reinigung:** Stellen Sie sicher, dass die Maschine sauber und desinfiziert ist.
- **Einstellung des Dialysats:** Entsprechend den spezifischen Bedürfnissen des Patienten.
- **Vorbereitung des Filters (Dialysator):** Installation und Ansaugen mit Kochsalzlösung.
- **Test der Maschine:** Um sicherzustellen, dass es keine Lecks gibt und dass alles richtig funktioniert.

3. ANSCHLIEßEN DES PATIENTEN AN DIE MASCHINE

- **Reinigung des Zugangs:** Der Zugang (Fistel, Transplantat oder Katheter) wird mit einem Antiseptikum gereinigt.
- **Einsetzen der Nadeln: Bei** Fisteln oder Transplantaten werden zwei Nadeln eingesetzt: eine, um das Blut abzuziehen (Arteriennadel), und eine, um es zurückzuführen (Venennadel).
- **Katheteranschluss:** Wenn der Patient einen Katheter hat, wird dieser direkt an die Schläuche des Geräts angeschlossen.

4. EINLEITUNG DER DIALYSE

- **Start der Pumpe:** Das Blut beginnt, aus dem Körper gepumpt zu werden, durchläuft den Dialysator, wo es gereinigt wird, und wird dann wieder in den Körper zurückgeführt.
- **Kontinuierliche Überwachung:** Parameter wie Blutdruck, Herzfrequenz und Blutflussrate werden regelmäßig überwacht. Die Vitalparameter werden in der Regel alle 30 Minuten gemessen.

5. WÄHREND DER DIALYSE

- **Flüssigkeitsentzug:** Das Gerät ist so eingestellt, dass es dem Körper eine bestimmte Menge an Flüssigkeit entzieht, je nachdem, wie viel Gewicht Sie zwischen den Behandlungen zugenommen haben.
- **Symptomüberwachung:** Achten Sie auf Anzeichen von niedrigem Blutdruck, Krämpfen, Kopfschmerzen oder anderen Symptomen. Die Parameter können bei Bedarf angepasst werden.
- **Aktivitäten:** Einige Patienten können während der Dialyse lesen, fernsehen, schlafen oder sogar am Computer arbeiten.

6. ENDE DER DIALYSESITZUNG

- **Herunterfahren des Rechners:** Wenn die Sitzungsdauer abgelaufen ist, wird der Rechner heruntergefahren.
- **Entfernen der Nadeln:** Die Nadeln werden entfernt und es wird Druck ausgeübt, um Blutungen zu verhindern.
- **Wiegen nach der Dialyse:** Zur Bestimmung der Menge der entnommenen Flüssigkeit.
- **Beurteilung nach der Dialyse:** Suche nach Symptomen oder Komplikationen und Überprüfung der Vitalzeichen.

7. ABMELDEN UND NACHVERFOLGEN

- **Reinigung des Zugangs:** Der Zugang wird erneut gereinigt und desinfiziert.
- **Datenprotokollierung:** Alle relevanten Informationen werden in der Krankenakte des Patienten gespeichert.
- **Anleitung:** Falls nötig, werden Anweisungen für die Zeit zwischen den Sitzungen gegeben.

Das Dialyseverfahren ist, obwohl es für das medizinische Personal und viele Patienten Routine ist, ein sorgfältiger Prozess, der eine ständige Aufmerksamkeit für Details erfordert, um die Sicherheit und Wirksamkeit der Behandlung zu gewährleisten. Das Verständnis der einzelnen Schritte kann Patienten und ihren Angehörigen helfen, das Erlebte besser zu verstehen und effektiver mit dem medizinischen Team zusammenzuarbeiten.

• Verwaltung des vaskulären Zugangs

Der Gefäßzugang ist für die Durchführung der Hämodialyse von entscheidender Bedeutung. Dabei handelt es sich um die Stelle, an der das Blut aus dem Körper entfernt und nach der Reinigung durch die Dialysemaschine wieder zurückgeführt wird. Ein angemessenes Management des

Gefäßzugangs ist entscheidend für effiziente und komplikationsfreie Dialysesitzungen.

1. ARTEN DES VASKULÄREN ZUGANGS

- **Arteriovenöse Fistel (AVF): Wird** operativ hergestellt, indem eine Arterie mit einer Vene verbunden wird, in der Regel am Arm. Die FAV ist aufgrund ihrer Langlebigkeit und des geringen Infektionsrisikos der bevorzugte Zugang.
- **Arteriovenöse Transplantation:** Bei dieser Methode wird ein synthetischer Schlauch verwendet, um eine Arterie mit einer Vene zu verbinden.
- **Zentraler Venenkatheter:** Wird in eine große Vene eingeführt, meist am Hals oder an der Brust. Er wird verwendet, wenn die Hämodialyse schnell beginnen muss, wird aber nicht als langfristige Lösung empfohlen.

2. ÜBERWACHUNG DES GEFÄßZUGANGS

- **Körperliche Untersuchung:** Der Zugang sollte regelmäßig abgetastet und ausgekult werden, um das für einen guten Blutfluss typische "Tremolieren" (Vibration) und "Rauschen" (Summen) zu erkennen.
- **Überwachung von Komplikationen:** Suche nach Anzeichen von Infektionen, Thrombosen, Stenosen oder Aneurysmen.
- **Durchflusstests:** Messungen des Blutflusses, um die Leistung des Zugangs zu bewerten.

3. WARTUNG UND PFLEGE

- **Reinigung:** Der Zugang sollte vor jeder Dialysesitzung gründlich gereinigt werden, um das Infektionsrisiko zu verringern.
- **Schutz:** Vermeiden Sie es, enge Kleidung zu tragen, auf dem Zugang zu schlafen oder den Arm zu benutzen, um schwere Lasten zu tragen.

- **Berücksichtigung von Hämatomen:** Im Falle einer Blutung nach der Dialyse sollte ein angemessener Druck ausgeübt werden. Ein signifikantes Hämatom sollte von einer medizinischen Fachkraft beurteilt werden.

4. UMGANG MIT KOMPLIKATIONEN

- **Infektionen:** Anzeichen einer Infektion wie Rötung, Hitze, Schmerzen oder Ausfluss sollten sofort behandelt werden. Möglicherweise sind Antibiotika erforderlich.
- **Thrombose:** Das Vorhandensein von Blutgerinnseln kann den Zugang blockieren. Die Behandlung umfasst Thrombolyse oder eine Operation.
- **Stenose:** Eine Verengung des Zugangs kann eine Angioplastie oder einen chirurgischen Eingriff erfordern, um sie zu beheben.

5. ERSETZEN ODER SCHLIEßEN DES ZUGANGS

- **Zugriff fehlgeschlagen:** Wenn ein Zugriff nicht mehr richtig funktioniert und nicht repariert werden kann, kann ein neuer Zugriff erforderlich sein.
- **Verschluss:** Wenn ein Patient keine Dialyse mehr benötigt (z. B. nach einer Nierentransplantation), kann der Zugang je nach den Umständen belassen oder operativ geschlossen werden.

Ein effektives Management des Gefäßzugangs ist entscheidend, um sicherzustellen, dass die Patienten eine optimale Dialysebehandlung erhalten. Die Wahl des Zugangs, seine regelmäßige Überwachung und die Vermeidung von Komplikationen sind Schlüsselelemente dieses Managements. Eine offene Kommunikation zwischen dem Patienten und dem Dialyseteam ist entscheidend, um Probleme frühzeitig zu erkennen und eine angemessene Versorgung zu gewährleisten.

Peritoneale Dialyse

• Die Peritonealdialyse verstehen

Die Peritonealdialyse ist eine Behandlungsform, bei der die Peritonealmembran des Patienten als Filter verwendet wird, um Abfallstoffe und überschüssige Flüssigkeit aus dem Körper zu entfernen. Diese Membran bedeckt den Bauchraum und die inneren Organe. Die Peritonealdialyse bietet eine Alternative zur Hämodialyse, der am häufigsten angewandten Dialyseart.

1. WIE FUNKTIONIERT DAS?

- **Dialyselösung:** Eine spezielle Lösung, die oft als Dialysat bezeichnet wird, wird über einen Katheter in die Bauchhöhle eingeführt. Diese Lösung zieht Abfallstoffe und überschüssige Flüssigkeit durch die Bauchfellmembran.
- **Austausch:** Nach einer gewissen Zeit wird die Dialyselösung aus dem Bauchraum abgelassen und durch eine neue ersetzt. Dieser Vorgang wird als Austausch bezeichnet.

2. ARTEN DER PERITONEALDIALYSE

- **Kontinuierliche ambulante Peritonealdialyse (CAPD):** Die Wechsel werden manuell durchgeführt, in der Regel viermal täglich in regelmäßigen Abständen.
- **Automatisierte Peritonealdialyse (APD):** Eine Maschine namens "Cycler" führt die Dialyse nachts durch, während der Patient schläft.

3. VORTEILE

- **Flexibilität:** Ermöglicht dem Patienten Mobilität und kann zu Hause durchgeführt werden.

- **Weniger Einschränkungen bei der Nahrungsaufnahme:** Im Vergleich zur Hämodialyse.
- **Hämodynamische Stabilität:** Weniger schnelle Blutdruckschwankungen, was für Herz und Blutgefäße schonender ist.

4. EINSCHRÄNKUNGEN

- **Anforderung an das Selbstmanagement:** Der Patient muss in der Lage sein, den Austausch selbst durchzuführen oder jemanden haben, der ihm dabei hilft.
- **Infektionsrisiko:** Insbesondere Peritonitis, eine Infektion der Peritonealmembran.
- **Platzbedarf:** Für die Aufbewahrung von Vorräten zu Hause.

5. EINSETZEN DES KATHETERS

- **Kleine Operation:** Zum Einführen eines flexiblen Katheters in den Bauchraum.
- **Wartezeit:** Der Katheter wird in der Regel mehrere Wochen lang an Ort und Stelle belassen, um zu heilen, bevor mit dem Austausch begonnen wird.

6. ÜBERWACHUNG UND NACHBEREITUNG

- **Regelmäßige Besuche beim Nephrologen:** Um die Wirksamkeit der Behandlung zu beurteilen und die Nierenfunktion zu überwachen.
- **Fortlaufende Aufklärung:** Um sicherzustellen, dass der Patient versteht, wie man den Austausch richtig durchführt und wie man Anzeichen einer Infektion oder anderer Komplikationen erkennt.

7. MÖGLICHE KOMPLIKATIONEN

- **Peritonitis:** Infektion der Peritonealmembran, erkennbar an Bauchschmerzen, trübem Dialysat und Fieber.

- **Blockierungen oder Lecks: Aus** dem Katheter, die möglicherweise Anpassungen oder Eingriffe erfordern.
- **Hernien:** Aufgrund des erhöhten Drucks im Bauchraum, der durch das Dialysat verursacht wird.

Die Peritonealdialyse ist für viele Patienten mit Niereninsuffizienz eine praktikable Option. Sie bietet im Vergleich zur Hämodialyse eine größere Unabhängigkeit und Flexibilität, obwohl sie eine aktive Beteiligung des Patienten erfordert. Wie bei jeder Behandlungsform ist es von entscheidender Bedeutung, gut informiert zu sein, eine gute Kommunikation mit dem medizinischen Team zu haben und die Richtlinien sorgfältig zu befolgen, um den Nutzen zu maximieren und die Risiken zu minimieren.

• Technik zum Ein- und Ausstecken

Das Anschließen und Abtrennen sind kritische Schritte im Dialyseverfahren, insbesondere bei der Hämodialyse, die einen direkten Zugang zum Blutstrom des Patienten erfordert. Es ist entscheidend, dass diese Schritte präzise und hygienisch durchgeführt werden, um Komplikationen, insbesondere Infektionen, zu verhindern.

ANSCHLUSS AN DAS DIALYSEGERÄT

1. Vorbereitung :
   - **Überprüfung der Identität des Patienten:** Bestätigen Sie immer die Identität des Patienten, bevor Sie beginnen.
   - **Vorbereitung des** Arbeitsbereichs: **Stellen Sie** sicher, dass der Arbeitsbereich sauber und gut beleuchtet ist.
   - **Händewaschen:** Dies ist ein wichtiger Schritt zur Vermeidung von Infektionen.
   - **Vorbereitung des Patienten:** Überprüfen Sie die Zugangsstelle (arteriovenöse Fistel, Transplantat oder Katheter).

2. Anschließen :

- **Reinigen der Zugangsstelle:** Verwenden Sie eine antiseptische Lösung, um die Zugangsstelle zu reinigen.
- **Einsetzen der Nadeln:** Bei einer VAV oder einem Transplantat setzen Sie die Nadeln ein - eine für die Blutversorgung und eine für den Rücktransport.
- Anschluss an den **Kreislauf:** Verbinden Sie die Nadeln mit den Schläuchen des Dialysekreislaufs des Geräts.
- **Starten des Geräts:** Folgen Sie den Anweisungen des Geräts, um die Dialyse zu starten.

ABKLEMMEN DES DIALYSEGERÄTS

1. Ende der Dialysesitzung:

- **Anhalten der Maschine: Befolgen Sie die** Anweisungen, um die Maschine sicher anzuhalten.
- **Schläuche abklemmen:** Klemmen Sie die Schläuche ab, um Blutungen oder Lufteintritt zu verhindern.
- **Entfernen der Nadeln: Entfernen** Sie die Nadeln vorsichtig von der Zugangsstelle.

2. Pflege nach dem Abschalten:

- **Drücken Sie die Stelle zusammen: Üben Sie** mit einer sterilen Kompresse festen Druck auf die Zugangsstelle aus, um Blutungen zu vermeiden.
- **Überwachung:** Vergewissern Sie sich, dass die Blutung aufgehört hat und die Stelle sauber ist. Legen Sie ggf. einen Verband an.
- **Abfallentsorgung:** Entsorgen Sie gebrauchte Nadeln und andere Verbrauchsmaterialien gemäß den Richtlinien für die Entsorgung von medizinischen Abfällen.
- Hände waschen: Nach der Arbeit immer die Hände waschen.

Schlüsselpunkte :
- Sterilität und Sauberkeit sind von größter Bedeutung, um Komplikationen zu vermeiden.
- Befolgen Sie immer die Protokolle der Einrichtung und die Anweisungen der Maschine.
- Stellen Sie sicher, dass sich der Patient während des gesamten Prozesses wohlfühlt und gut informiert ist.
- Beobachten Sie den Patienten während der Dialyse auf Anzeichen von Komplikationen oder Unwohlsein.

Das An- und Abkoppeln ist ein heikles Verfahren, das bei korrekter Durchführung eine sichere und effektive Dialysesitzung für den Patienten gewährleisten kann. Es ist entscheidend, sich auf Sicherheit und Sauberkeit zu konzentrieren und während des gesamten Verfahrens eine offene Kommunikation mit dem Patienten zu pflegen.

• Spezielle Pflege und häufige Probleme

Die Pflege während einer Dialysesitzung erfordert eine ständige Aufmerksamkeit für Details und Prävention. Während der Dialyse können viele Probleme auftreten, und darauf vorbereitet zu sein, diese zu erkennen und zu bewältigen, ist für das Wohlergehen des Patienten von entscheidender Bedeutung.

1. NIEDRIGER BLUTDRUCK:

- **Ursache:** Schnelle Entnahme von zu viel Flüssigkeit, Reaktion auf Dialyselösungen oder Komorbiditäten des Patienten.
- **Symptome:** Schwindel, Übelkeit, verschwommenes Sehen, Müdigkeit.
- **Pflege:** Flüssigkeitsentzugsrate verringern, Beine des Patienten hochlagern, ggf. Kochsalzlösung verabreichen.

2. MUSKELKRÄMPFE:

- **Ursache:** Schnelle Entnahme von Flüssigkeit, elektrolytisches Ungleichgewicht.
- **Symptome:** Plötzlicher Muskelschmerz, meist in den Beinen.
- **Pflege:** Reduzieren Sie die Rate des Flüssigkeitsentzugs, dehnen Sie den betroffenen Muskel sanft, passen Sie das Elektrolytungleichgewicht ggf. an.

3. KOPFSCHMERZEN:

- **Ursache:** Niedriger Blutdruck, Elektrolytstörungen oder Hypertonie.
- **Symptome:** Anhaltende Kopfschmerzen, manchmal begleitet von Übelkeit oder Lichtempfindlichkeit.
- **Pflege: Blutdruck anpassen,** ggf. Schmerzmittel verabreichen, Elektrolytwerte überwachen.

4. ÜBELKEIT UND ERBRECHEN:

- **Ursache:** Schnelle Entnahme von Flüssigkeit, Elektrolytstörungen, Medikamente oder Reaktionen auf die Dialyselösung.
- **Symptome:** Unangenehmes Gefühl im Magen, Erbrechen.
- **Pflege:** Verlangsamung des Flüssigkeitsentzugs, Medikamente gegen Übelkeit, Überwachung der Elektrolytwerte.

5. PRURITUS (JUCKREIZ):

- **Ursache:** Ansammlung von Abfallprodukten, Ungleichgewicht von Kalzium und Phosphor.
- **Symptome:** Anhaltender Juckreiz, oft schlimmer während oder nach der Dialyse.
- **Pflege:** Feuchtigkeitsversorgung der Haut, Anpassung des Kalzium- und Phosphorspiegels, juckreizstillende Medikamente.

6. FIEBER UND SCHÜTTELFROST:

- **Ursache:** Infektion, Reaktion auf die Dialysatmembran oder die Dialyselösung.
- **Symptome:** Erhöhte Körpertemperatur, Schüttelfrost, Müdigkeit.
- **Pflege:** Infektion erkennen und behandeln, Temperatur überwachen, ggf. Dialysatmembran oder Lösung wechseln.

7. FEHLFUNKTION DES GEFÄẞZUGANGS:

- **Ursache:** Thrombose, Stenose oder Infektion.
- **Symptome:** Geringer Blutfluss während der Dialyse, Schwellung, Rötung oder Empfindlichkeit um die Zugangsstelle.
- **Pflege:** Ultraschalluntersuchung, Antikoagulantien, ggf. chirurgischer Eingriff.

8. HERZPROBLEME:

- **Ursache:** Flüssigkeitsüberladung, Bluthochdruck, Elektrolytstörungen.
- **Symptome:** Kurzatmigkeit, Brustschmerzen, Herzklopfen.
- **Pflege:** Anpassung des Flüssigkeitsvolumens, Herzmedikamente, kardiologische Beratung

Jeder Patient ist einzigartig, und es ist entscheidend, jeden Einzelnen während der Dialyse engmaschig auf Symptome und Anzeichen von Komplikationen zu überwachen. Ein schnelles und angemessenes Eingreifen kann schwerere Komplikationen verhindern und die Sicherheit und das Wohlbefinden des Patienten gewährleisten. Ständige Fortbildung und Aktualisierung des Wissens sind für alle Angehörigen der Gesundheitsberufe, die in einer Dialyseabteilung arbeiten, von entscheidender Bedeutung.

Kapitel 5:
DER DIALYSEPATIENT

Psychologische Aspekte der Dialyse

• Anpassung an das Leben in der Dialyse

Die Entdeckung, dass man mit der Dialyse beginnen muss, kann für viele Patienten eine große Umstellung bedeuten. Die Anpassung an diese neue Realität erfordert Zeit, Verständnis und ständige Unterstützung. Dieser Abschnitt bietet einen Überblick über die Herausforderungen, mit denen Patienten konfrontiert sind, und über Strategien zu deren Bewältigung.

1. DIE DIALYSE VERSTEHEN :

- **Die Bedeutung der Aufklärung:** Der erste Schritt besteht darin, sich darüber klar zu werden, was eine Dialyse ist und warum sie notwendig ist.
- **Funktionsweise der Maschine:** Ein grundlegendes Verständnis des Prozesses zu haben, kann helfen, Ängste abzubauen.

2. ZEITMANAGEMENT :

- **Häufigkeit der Sitzungen :** Die Patienten müssen die Dialysesitzungen in ihren Tagesablauf integrieren, bei der Hämodialyse oft dreimal pro Woche.
- **Dauer:** Jede Sitzung dauert mehrere Stunden, was die tägliche Routine stören kann.

3. DIÄTETISCHE ÄNDERUNGEN :

- **Ernährungseinschränkungen:** Dialysepatienten müssen oft auf ihre Flüssigkeitsaufnahme, ihren Kalium-, Phosphor- und Salzgehalt achten.

- **Beratung durch einen Ernährungsberater:** Ein Fachmann kann bei der Erstellung eines geeigneten Ernährungsplans helfen.

4. EMOTIONALE ASPEKTE :

- **Psychologische Unterstützung:** Die Dialyse kann zu Gefühlen wie Traurigkeit, Frustration oder Wut führen.
- **Selbsthilfegruppen:** Gespräche mit anderen, die sich in einer ähnlichen Situation befinden, können eine Perspektive und Unterstützung bieten.

5. KÖRPERLICHE AKTIVITÄT :

- **Angemessene Bewegung:** Obwohl Müdigkeit eine Nebenwirkung sein kann, kann mäßige Bewegung das Wohlbefinden verbessern.
- **Beratung mit einem Physiotherapeuten:** Zur Erstellung eines geeigneten Übungsprogramms.

6. ARBEIT UND FREIZEIT :

- **Berufliche Anpassungen:** Informieren Sie Ihren Arbeitgeber und besprechen Sie mögliche Anpassungen.
- **Reisen:** Planung ist für diejenigen, die reisen möchten, von entscheidender Bedeutung. Dialysezentren gibt es in vielen Regionen, aber die Sitzungen müssen im Voraus organisiert werden.

7. SOZIALE UND FAMILIÄRE BEZIEHUNGEN :

- **Kommunikation:** Erklären Sie Familie und Freunden, was es bedeutet, an der Dialyse zu hängen, und wie sie helfen können.
- **Teilnahme an Aktivitäten:** Suche nach Wegen, um an sozialen Aktivitäten beteiligt zu bleiben und dabei die Bedürfnisse der Dialyse zu berücksichtigen.

8. ZUKUNFTSPERSPEKTIVEN :

- **Nierentransplantation:** Für manche Menschen ist eine Nierentransplantation eine Option, die sie in Betracht ziehen sollten.
- **Heimdialyse:** Mit entsprechender Schulung entscheiden sich einige Patienten für die Heimdialyse, um flexibler zu sein.

Die Anpassung an ein Leben mit der Dialyse erfordert größere Anpassungen in vielen Aspekten des täglichen Lebens. Mit der richtigen Unterstützung, Informationen und einer proaktiven Einstellung können Patienten jedoch ein erfülltes Leben führen und gleichzeitig effektiv mit ihrem Zustand umgehen.

• Psychologische und soziale Unterstützung

Die Auswirkungen der Dialyse auf die Lebensqualität eines Patienten sind erheblich. Die Behandlung ist nicht nur mit körperlichen Veränderungen verbunden, sondern bringt auch emotionale und soziale Herausforderungen mit sich. Eine angemessene psychologische und soziale Unterstützung ist daher von entscheidender Bedeutung, um den Patienten dabei zu helfen, sich an die neue Realität anzupassen.

1. EMOTIONALE HERAUSFORDERUNGEN ERKENNEN :

- **Häufig auftretende Gefühle :** Verleugnung, Wut, Traurigkeit, Angst, Depression und Frustration.
- **Die Stadien der Trauer: Die** Stadien der Trauer verstehen, um den Patienten besser begleiten zu können.

2. PSYCHIATRISCHE FACHKRÄFTE :

- **Psychologen: Sind** auf die Unterstützung von Patienten mit chronischen Krankheiten spezialisiert.
- **Berater:** Hilft bei der Bewältigung der Gefühle und Emotionen, die mit der Dialyse verbunden sind.

3. SELBSTHILFEGRUPPEN :

- **Regelmäßige Treffen:** Räume, in denen Patienten ihre Erfahrungen austauschen und sich gegenseitig unterstützen können.
- **Online-Foren und -Communities:** Orte, an denen Sie sich mit anderen Patienten aus der ganzen Welt austauschen können.

4. UNTERSTÜTZUNG DURCH FAMILIE UND FREUNDE :

- **Schlüsselrolle:** Angehörige sind oft die erste Unterstützungslinie.
- **Familie aufklären:** Helfen Sie ihnen, den Dialyseprozess zu verstehen, um den Patienten besser unterstützen zu können.

5. ANPASSUNG AN DIE NEUE REALITÄT :

- **Erkennen der eigenen Grenzen :** Akzeptieren der neuen Einschränkungen des Lebens.
- **Suche nach neuen Aktivitäten:** Finden Sie Hobbys, die zu ihrem neuen Tagesablauf passen.

6. SOZIALE UNTERSTÜTZUNG :

- **Sozialarbeiter:** Können dabei helfen, lokale Ressourcen für Patienten zu identifizieren und auf diese zuzugreifen.
- **Hilfsprogramme:** Für finanzielle Bedürfnisse, Transport oder häusliche Pflege.

7. INTEGRATION IN ARBEIT UND GESELLSCHAFT :

- **Berufliche Anpassungen:** Gespräche mit dem Arbeitgeber über flexible Arbeitszeiten oder Anpassungen des Arbeitsplatzes.
- **Zurück zur Gesellschaft:** Wie man mit den Wahrnehmungen und Fragen anderer umgeht.

8. WORKSHOPS UND SCHULUNGEN :

- **Stressbewältigung:** Entspannungstechniken, Meditation und Atmung.
- **Therapieerziehung: Die** eigene Krankheit und die Behandlungen verstehen, um besser damit leben zu können.

9. ZUKUNFTSPERSPEKTIVEN :

- **Planung:** An die Zukunft denken, einschließlich der Möglichkeit einer Transplantation.
- **Patientenverfügung: Diskussionen über** Patientenverfügungen.

Die psychologische und soziale Unterstützung ist ein entscheidender Pfeiler in der Betreuung von Dialysepatienten. Es ist von entscheidender Bedeutung, dass das Pflegepersonal die Bedeutung dieses Aspekts erkennt und entsprechende Ressourcen bereitstellt oder an diese verweist. Ein ganzheitlicher Betreuungsansatz, der sowohl die körperlichen als auch die emotionalen Bedürfnisse berücksichtigt, wird eine bessere Lebensqualität für den Patienten ermöglichen.

Diätetik in der Dialyse

• Spezifische Ernährungsbedürfnisse

Die Ernährung spielt eine wesentliche Rolle für das allgemeine Wohlbefinden von Dialysepatienten. Aufgrund der mit der Nierenerkrankung verbundenen physiologischen Veränderungen können diese Patienten spezifische Ernährungsbedürfnisse haben, die zu verstehen und zu bewältigen von entscheidender Bedeutung ist.

1. EINLEITUNG :

- **Bedeutung der Ernährung:** Warum eine angemessene Ernährung für Dialysepatienten entscheidend ist.

2. PROTEINE :

- **Erhöhter Bedarf:** Die Dialyse kann zu einem Verlust von Proteinen führen, wodurch der Bedarf steigt.
- **Proteinquellen:** Fleisch, Fisch, Eier, Milchprodukte, Hülsenfrüchte.

3. ELEKTROLYTE :

- Kalium :
  - Einschränkungen oft notwendig.
  - Lebensmittel mit hohem Gehalt: Bananen, Orangen, Kartoffeln, Spinat.
  - Lebensmittel mit geringem Gehalt: Äpfel, Weintrauben, Erdbeeren, Gurken.
- Phosphor :
  - Reduktion oft empfohlen.
  - Zu vermeidende Nahrungsmittel: Milchprodukte, Nüsse, Bohnen, Getreide.
  - Verwendung von Phosphorchelatbildnern.
- Natrium :
  - Kontrollieren Sie die Zufuhr, um den Blutdruck und das Flüssigkeitsvolumen zu steuern.
  - Vermeiden Sie verarbeitete Lebensmittel und kommerzielle Soßen.

4. FLÜSSIGKEITEN :

- **Einschränkungen:** Abhängig von der Resturinproduktion und der Art der Dialyse.
- **Gewichtsüberwachung:** Eine Möglichkeit, den Wasserhaushalt zu beurteilen.

5. KALORIEN :

- **Energiebedarf:** Kann je nach Aktivitätsniveau und Körpergewicht variieren.
- **Energiequellen:** Komplexe Kohlenhydrate, gesunde Fette, Proteine.

6. VITAMINE UND MINERALIEN :

- **Vitamin D: Wird** aufgrund des veränderten Stoffwechsels oft zusätzlich benötigt.
- **Eisen:** Wichtig zur Vorbeugung oder Behandlung von Anämie, die mit Nierenerkrankungen einhergeht.
- **Folsäure und Vitamin B12:** Für die Gesundheit der roten Blutkörperchen.

7. NAHRUNGSERGÄNZUNGSMITTEL UND MEDIKAMENTE :

- **Notwendigkeit:** Wann und warum sie vorgeschrieben werden.
- **Wechselwirkungen:** Wichtig ist die Kommunikation mit dem Arzt und dem Apotheker.

8. ZU VERMEIDENDE LEBENSMITTEL :

- **Konservierungsmittel und Zusatzstoffe :** Können nierenschädigende Elemente enthalten.
- **Verarbeitete Lebensmittel:** Häufig reich an Natrium, Phosphor und Kalium.

9. PRAKTISCHE TIPPS :

- **Mahlzeitenplanung:** Zubereitung ausgewogener Mahlzeiten unter Berücksichtigung von Einschränkungen.
- **Lesen der Etiketten :** Um die Zufuhr von Natrium, Kalium und Phosphor zu überwachen.

10. ZUSAMMENARBEIT MIT EINEM ERNÄHRUNGSBERATER :

- **Rolle des Ernährungsberaters:** Individuelle Anpassung der Ernährungspläne, Aufklärung und Nachsorge.
- **Regelmäßige Konsultationen:** Wichtig sind Aktualisierungen und Anpassungen an die klinische Entwicklung.

Die Anpassung der Ernährungsgewohnheiten ist entscheidend für die Optimierung der Gesundheit und der Lebensqualität von Dialysepatienten. Ein kooperativer Ansatz mit medizinischem Fachpersonal, insbesondere mit auf Nephrologie spezialisierten Diätassistenten, stellt sicher, dass die spezifischen Ernährungsbedürfnisse erfüllt werden.

• Praktische Tipps für eine angemessene Ernährung

Eine ausgewogene und angepasste Ernährung ist für Dialysepatienten von entscheidender Bedeutung, um Komplikationen vorzubeugen und ihre Lebensqualität zu verbessern. Hier sind einige praktische Tipps, die den Patienten helfen, die bestmögliche Auswahl an Lebensmitteln zu treffen und dabei ihre speziellen Bedürfnisse zu berücksichtigen.

1. PLANEN SIE IHRE MAHLZEITEN :

- **Vorausschauend planen:** Planen Sie Ihre wöchentlichen Menüs, um eine ausgewogene Ernährung zu gewährleisten.
- **Einkaufsliste:** Erstellen Sie vor dem Einkaufen eine Liste, um unnötige Versuchungen zu vermeiden.

2. KOCHEN SIE ZU HAUSE :

- **Volle Kontrolle:** Sie wissen genau, welche Zutaten verwendet werden.

- **Entdecken Sie neue Rezepte** : Entdecken Sie Gerichte, die für Ihre Diät geeignet und trotzdem lecker sind.

3. VERWENDEN SIE KRÄUTER UND GEWÜRZE :

- **Alternative zu Salz:** Würzen Sie Ihre Gerichte mit frischen oder getrockneten Kräutern, um Ihren Natriumkonsum zu reduzieren.
- **Lesen von Etiketten :** Einige handelsübliche Gewürzmischungen können Natrium enthalten.

4. BESCHRÄNKEN SIE VERARBEITETE LEBENSMITTEL :

- **Hoher Natrium- und Phosphorgehalt:** Industriell hergestellte Lebensmittel sind oft reich an Zusatz- und Konservierungsstoffen.
- **Entscheiden Sie sich für Frisches:** Bevorzugen Sie unverarbeitete und frische Lebensmittel für eine bessere Nährstoffkontrolle.

5. ACHTEN SIE AUF GETRÄNKE :

- **Flüssigkeitsüberwachung:** Behalten Sie den Überblick über Ihren täglichen Verbrauch.
- **Vermeiden Sie Limonaden:** Vor allem solche, die reich an Phosphaten sind.
- **Bevorzugen Sie Wasser, Kräutertees:** Und andere Getränke ohne Zusatzstoffe.

6. ENTSCHEIDEN SIE SICH FÜR HOCHWERTIGE PROTEINQUELLEN :

- **Abwechslung:** Wechseln Sie zwischen Fleisch, Fisch, Eiern und Milchprodukten (entsprechend den Empfehlungen Ihres Arztes).
- **Vermeiden Sie verarbeitetes Fleisch:** Wie Wurst oder Aufschnitt, die oft viel Salz enthalten.

7. SEIEN SIE WACHSAM BEI OBST UND GEMÜSE :

- **Kalium:** Einige Obst- und Gemüsesorten sind sehr reich an Kalium. Lernen Sie, diese zu identifizieren und verzehren Sie sie in angemessenen Mengen.
- **Kochtechniken:** Kochen kann helfen, den Kaliumgehalt einiger Gemüsesorten zu senken.

8. BEVORZUGEN SIE MILCHPRODUKTE MIT NIEDRIGEM PHOSPHORGEHALT :

- **Auswahl:** Mandel- oder Reismilch kann eine Alternative zu Kuhmilch sein.
- **Käse:** Einige Käsesorten enthalten mehr Phosphor als andere. Informieren Sie sich.

9. BEHALTEN SIE DIE NACHSPEISEN IM AUGE :

- **Zucker:** Schränken Sie den Konsum von Zucker und stark gesüßten Desserts ein.
- **Gesunde Auswahl: Entscheiden Sie** sich für frisches Obst oder selbstgemachte Desserts mit reduziertem Zuckergehalt.

10. INFORMIEREN UND BILDEN SIE SICH :

- **Treffen mit einem Ernährungsberater:** Ein Fachmann kann Ihnen helfen, Ihre Diät zu verstehen und anzupassen.
- **Lektüre:** Besorgen Sie sich spezielle Bücher oder Online-Ressourcen, die Ihnen helfen, fundierte Entscheidungen über Ihre Ernährung zu treffen.

Die richtige Ernährung ist für Dialysepatienten von entscheidender Bedeutung. Wenn man einige Regeln beachtet und wachsam ist, kann man eine leckere Ernährung genießen und gleichzeitig die besonderen Bedürfnisse, die mit der Nierenerkrankung verbunden sind, erfüllen. Der Schlüssel dazu ist, gut informiert zu sein, auf seinen Körper zu hören und eng mit dem Gesundheitspersonal zusammenzuarbeiten.

Das Leben jenseits des Dialysezentrums

• Soziale und berufliche Integration

Die soziale und berufliche Integration von Dialysepatienten ist eine große Herausforderung für ihre Lebensqualität. Mit der Dialyse zu leben bedeutet oft, zwischen Sitzungen, Symptomen, Ernährungszwängen und Arztterminen zu jonglieren und gleichzeitig zu versuchen, ein "normales" Leben zu führen. Im Folgenden erhalten Sie einen Überblick darüber, wie die Integration gefördert werden kann und mit welchen Herausforderungen diese Patienten konfrontiert sind.

1. EINLEITUNG :

• **Bedeutung der Integration: Grund, warum** es wichtig ist, trotz der Dialyse ein soziales und berufliches Leben aufrechtzuerhalten.

2. BERUFLICHE HERAUSFORDERUNGEN :

• **Zeitanpassungen:** Notwendigkeit, die Arbeitszeiten rund um die Dialysesitzungen anzupassen.
• **Fatigue:** Wie man mit der Müdigkeit nach der Dialyse am Arbeitsplatz umgeht.
• **Diskriminierung:** Überwindung von Vorurteilen und Stigmatisierung am Arbeitsplatz.

3. UNTERSTÜTZUNG AM ARBEITSPLATZ :

• **Kommunikation mit dem Arbeitgeber:** Transparenz und Sensibilisierung sind von entscheidender Bedeutung.
• **Angemessene Vorkehrungen:** Wie zusätzliche Pausen oder ein Raum zum Ausruhen.
• **Schulung von Kollegen:** Sensibilisierung für Nierenerkrankungen und Dialyse.

4. SOZIALLEBEN UND DIALYSE :

- **Planung:** Organisieren Sie soziale Aktivitäten rund um den Dialysekalender.
- **Akzeptanz:** Verstehen, dass manche Tage besser sein werden als andere.
- **Reisen:** Wie man mit einer Dialyse reist.

5. EMOTIONALE UNTERSTÜTZUNG :

- **Selbsthilfegruppen: Tauschen Sie** Erfahrungen mit anderen aus, die sich in der gleichen Situation befinden.
- **Therapie:** Mit einer Fachkraft zusammenarbeiten, um Stress und Angst zu bewältigen.
- **Familie und Freunde: Sich** auf ein unterstützendes Netzwerk stützen.

6. ANGEPASSTE AKTIVITÄTEN :

- **Sanfte Sportarten:** Wie Wandern, Yoga oder Schwimmen.
- **Hobbys:** Finden Sie Aktivitäten, die nicht körperlich anstrengend, aber bereichernd sind.

7. BILDUNG FORTSETZEN :

- **Angepasste Programme:** Schulen oder Universitäten, die flexible Stundenpläne anbieten.
- **Online-Kurse:** Eine Option für diejenigen, denen es schwerfällt, an persönlichen Kursen teilzunehmen.

8. NACH EINER PAUSE AN DIE ARBEIT ZURÜCKKEHREN :

- **Vorbereitung: Sich** körperlich und emotional bereit fühlen.
- **Arbeitssuche:** Eine Stelle finden, die sich an die Bedürfnisse von Dialysepatienten anpassen kann.

9. DIE BEDEUTUNG VON AUTONOMIE :

- **Lernen Sie die Dialyse zu Hause:** Diese Option kann mehr Flexibilität bieten.
- **Verantwortung für die eigene Gesundheit übernehmen: Die** eigenen Bedürfnisse und Grenzen kennen.

Die soziale und berufliche Integration ist ein Schlüsselelement für das Wohlbefinden von Dialysepatienten. Auch wenn es Herausforderungen geben kann, ist es mit der richtigen Unterstützung, Kommunikation und einer gewissen Anpassung möglich, ein erfülltes und produktives Leben zu führen und gleichzeitig mit den Anforderungen der Dialyse fertig zu werden.

· Körperliche Aktivitäten und Freizeit

Körperliche Aktivitäten und Freizeitbeschäftigungen sind für jeden Menschen, auch für Dialysepatienten, von entscheidender Bedeutung. Sie tragen nicht nur zur körperlichen Gesundheit, sondern auch zum emotionalen und geistigen Gleichgewicht bei. Für Dialysepatienten kann die Teilnahme an geeigneten Aktivitäten die Lebensqualität verbessern, das Selbstwertgefühl stärken und dabei helfen, den mit ihrem Gesundheitszustand verbundenen Stress zu bewältigen.

1. EINLEITUNG :

- **Vorteile körperlicher Aktivität:** Wie wichtig es für die Herzgesundheit, die Ausdauer und die Muskelkraft ist, aktiv zu bleiben.
- **Auswirkungen auf das emotionale Wohlbefinden:** Wie körperliche Aktivität die Stimmung heben, Stress abbauen und ein Gefühl der Erfüllung fördern kann.

2. EINE GEEIGNETE AKTIVITÄT AUSWÄHLEN :

- **Persönliche Einschätzung: Die** eigenen Grenzen verstehen und auf den Körper hören.
- **Ärztliche Beratung:** Besprechen Sie sich mit dem Nephrologen oder dem Hausarzt, bevor Sie eine neue Aktivität beginnen.

3. EMPFOHLENE KÖRPERLICHE AKTIVITÄTEN :

- **Wandern:** Ein ausgezeichneter Ausgangspunkt für fast jeden.
- **Schwimmen:** Geringe Auswirkungen auf die Gelenke bei gleichzeitigem Ganzkörpertraining.
- **Radfahren:** Ob auf einem stationären Fahrrad oder im Freien, es ist eine hervorragende Möglichkeit, die Beine zu stärken.
- **Yoga:** Verbessert die Flexibilität, die Kraft und bietet geistige Entspannung.
- **Kräftigungsübungen:** Verwendung von leichten Gewichten oder elastischen Bändern.

4. KÖRPERLICHE AKTIVITÄTEN IN DIE TÄGLICHE ROUTINE INTEGRIEREN :

- **Dehnübungen:** Leichte Dehnübungen am Morgen oder vor den Dialysebehandlungen.
- Kurze **Spaziergänge:** Integrieren Sie kurze Spaziergänge über den Tag verteilt.
- **Einbauen von Übungen während der Dialyse:** Einige Bewegungen können auch während der Dialyse durchgeführt werden.

5. ANGEPASSTE FREIZEITAKTIVITÄTEN :

- **Gartenarbeit:** Eine beruhigende Tätigkeit, die auch körperliche Bewegung ermöglicht.
- **Kunst und Kunsthandwerk:** Malen, Stricken, Töpfern, um den Geist anzuregen und gleichzeitig Entspannung zu bieten.

- **Musik:** Ein Instrument lernen oder einfach nur Musik hören, um sich zu entspannen.
- **Gesellschaftsspiele und Puzzles:** Eine Möglichkeit, soziale Kontakte zu knüpfen und den Geist zu stimulieren.

6. BEDEUTUNG DER SOZIALISATION :
- **Einer Gruppe beitreten:** Wandergruppen, Schwimm- oder Yogaclubs, um sich mit anderen zu verbinden.
- **Gruppenaktivitäten:** Sich an Aktivitäten beteiligen, die soziale Kontakte und gemeinsame Erfahrungen ermöglichen.

7. SICHERHEITSHINWEISE :
- **Hydratation:** Trinken Sie ausreichend Wasser und beachten Sie dabei die Einschränkungen, die mit der Dialyse verbunden sind.
- **Geeignete Ausrüstung:** Geeignete Schuhe und Kleidung tragen.
- **Auf den eigenen Körper hören:** Erkennen, wann man eine Pause machen oder eine Aktivität beenden sollte.

8. BEWÄLTIGUNG VON HERAUSFORDERUNGEN:
- **Umgang mit Müdigkeit:** Wie man die körperliche Aktivität anpassen kann, wenn man sich müde fühlt oder nach einer Dialysesitzung.
- **Vermeidung von Überforderung:** Finden Sie das Gleichgewicht zwischen aktiv bleiben und nicht überfordern.

Aktiv zu bleiben und sich in der Freizeit zu engagieren, ist für Dialysepatienten auf mehreren Ebenen von Vorteil. Es hilft nicht nur körperlich, sondern spielt auch eine entscheidende Rolle für das geistige und emotionale Wohlbefinden. Der Schlüssel liegt darin, geeignete Aktivitäten auszuwählen, regelmäßig medizinisches

Fachpersonal zu konsultieren und auf sich selbst zu hören, um jeden Moment in vollen Zügen zu genießen.

Kapitel 6:
ENTWICKLUNGEN UND PERSPEKTIVEN

Die neuesten Innovationen
im Bereich der Dialyse

Die Dialyse hat, wie auch andere medizinische Bereiche, in den letzten Jahren von bedeutenden technologischen Fortschritten und Forschungsarbeiten profitiert. Diese Innovationen zielen darauf ab, die Lebensqualität der Patienten zu verbessern, die Wirksamkeit der Behandlung zu erhöhen und mögliche Komplikationen zu verringern. Im Folgenden erhalten Sie einen Überblick über einige der bedeutendsten Innovationen in der Dialyse bis zu meinem letzten Aktualisierungspunkt im Jahr 2021.

1. EINLEITUNG :
- **Die Entwicklung der Dialyse:** Ein kurzer historischer Überblick darüber, wie sich die Dialyse im Laufe der Jahrzehnte entwickelt hat.

2. TRAGBARE DIALYSEGERÄTE :
- **Kompaktes Design: Erleichtert** den Transport und ermöglicht die Dialyse unterwegs.
- **Vorteile für den Patienten:** Bietet mehr Flexibilität und Unabhängigkeit.

3. TELEMEDIZIN IN DER DIALYSE :
- **Fernüberwachung:** Gesundheitsfachkräfte können die Dialysesitzungen der Patienten aus der Ferne überwachen.
- **Virtuelle Sprechstunden:** Patienten können ihren Nephrologen konsultieren, ohne physisch anwesend sein zu müssen.

4. VERBESSERUNGEN BEI DIALYSATOREN :

- **Erhöhte Effizienz:** Steigerung der Fähigkeit, Abfall zu beseitigen.
- **Biologische Kompatibilität:** Verringert allergische Reaktionen oder Komplikationen.

5. NADELLOSE DIALYSE :

- **Technologie in der Entwicklung:** Forschung, um die Notwendigkeit von Nadeln während des Dialyseverfahrens zu eliminieren.
- **Mögliche Vorteile:** Weniger Schmerzen und Infektionsrisiko.

6. BIOARTIFIZIELLE IMPLANTATE :

- **Bioartifizielle Niere:** Geräte, die lebende Zellen und synthetische Elemente kombinieren, um die Nierenfunktion nachzuahmen.
- **Aktuelle Fortschritte:** Wo steht die Forschung und welche Herausforderungen sind zu bewältigen?

7. INNOVATION BEI DER PERITONEALDIALYSE :

- **Dialyselösungen:** Verbesserungen zur Steigerung der Effizienz und Verringerung von Irritationen.
- **Automatisierte Systeme:** Maschinen, die den Prozess des Befüllens, der Verweildauer und des Entleerens regeln.

8. WEARABLES UND ÜBERWACHUNGSTECHNOLOGIE :

- **Echtzeit-Überwachungsgeräte:** Ermöglichen es Patienten und Ärzten, die Toxinwerte und andere Indikatoren zu überwachen.
- **Intelligente Alarmmeldungen :** Benachrichtigungen, die bei Unregelmäßigkeiten gesendet werden.

9. AKTUELLE FORSCHUNG :

- **Gewebeforschung:** Potenzial zur Schaffung dauerhafterer Gefäßzugänge.
- Regenerative **Dialyse:** Einsatz der regenerativen Medizin zur Reparatur oder zum Ersatz ausgefallener Nierenfunktionen.

Innovationen in der Dialyse geben Hoffnung für Millionen von Menschen auf der ganzen Welt, die für ihr Überleben auf diese Technologie angewiesen sind. Während die Forschung weitergeht, sieht die Zukunft vielversprechend aus, um die Wirksamkeit der Behandlung und die Lebensqualität der Patienten weiter zu verbessern.

Anmerkung: Es ist entscheidend zu betonen, dass sich Forschung und Innovationen auch nach 2021 weiterentwickeln. Leser, die an den neuesten Fortschritten interessiert sind, sollten die aktuellen Informationsquellen im medizinischen Bereich konsultieren.

Die Nierentransplantation

• Wann und warum sollte man eine Transplantation in Betracht ziehen?

Die Nierentransplantation ist eine Behandlungsoption für viele Patienten mit fortgeschrittener chronischer Niereninsuffizienz (CKD). Sie zielt darauf ab, die Funktion der ausgefallenen Nieren durch eine Spenderniere zu ersetzen. Dieser Eingriff kann im Vergleich zur Dialyse eine bessere Lebensqualität und eine längere Lebensdauer bieten, ist aber auch mit Herausforderungen und Risiken verbunden.

1. EINLEITUNG :

- **Definition der Nierentransplantation:** Was ist eine Transplantation und wie funktioniert sie?

2. VORTEILE DER TRANSPLANTATION IM VERGLEICH ZUR DIALYSE :

- **Lebenszeit:** Transplantationspatienten leben in der Regel länger als Dialysepatienten.
- **Lebensqualität:** Bessere Energie, weniger Einschränkungen bei der Ernährung, weniger häufige medizinische Behandlungen.
- **Wirtschaftliche Kosten:** Langfristig kann die Transplantation kostengünstiger sein als die Dialyse.

3. WANN SOLLTE MAN EINE TRANSPLANTATION IN BETRACHT ZIEHEN :

- **Fortgeschrittenes Stadium der KHK:** Normalerweise, wenn die glomeruläre Filtrationsrate (GFR) auf unter 20 ml/min sinkt.
- **Vor Beginn der Dialyse:** In einigen Fällen ist eine präemptive Transplantation bereits vor Beginn der Dialyse möglich.
- **Alter und allgemeiner Gesundheitszustand:** Obwohl das Alter keine strikte Kontraindikation darstellt, ist der allgemeine Gesundheitszustand von entscheidender Bedeutung.

4. QUELLEN FÜR NIEREN ZUR TRANSPLANTATION :

- **Lebende Spender :** In der Regel Familienmitglieder, Freunde oder manchmal auch altruistische Spender.
- **Verstorbene Spender:** Personen, die ihre Organe nach ihrem Tod gespendet haben.

5. BEURTEILUNG FÜR EINE TRANSPLANTATION :

- **Medizinische Untersuchung:** Um die körperliche Eignung für eine Transplantation festzustellen.
- **Psychosoziale Beurteilung:** Untersucht die Fähigkeit des Patienten, mit den Anforderungen nach der Transplantation umzugehen.

- **Verträglichkeit:** Tests zur Bestimmung der Verträglichkeit von Spender und Empfänger.

6. MIT DER TRANSPLANTATION VERBUNDENE RISIKEN :

- **Abstoßung:** Das Immunsystem des Empfängers kann die neue Niere angreifen.
- **Infektionen :** Immunsuppressive Medikamente können das Risiko von Infektionen erhöhen.
- **Nebenwirkungen von Medikamenten :** Medikamente, die nach der Transplantation benötigt werden, können Nebenwirkungen haben.
- **Wiederkehrende Krankheiten:** Einige Nierenerkrankungen können in der transplantierten Niere erneut auftreten.

7. DAS LEBEN NACH EINER TRANSPLANTATION :

- **Regelmäßige medizinische Nachsorge:** Notwendig, um die Funktion der neuen Niere zu überwachen.
- **Lebenslange Medikation:** Immunsuppressiva werden in der Regel lebenslang benötigt.
- **Rehabilitation:** Rückkehr zu einem normalen Leben mit Anpassungen.

Die Nierentransplantation ist ein Eingriff, der vielen Patienten mit fortgeschrittener KHK eine bessere Lebensqualität bieten kann. Es handelt sich jedoch um eine wichtige Entscheidung, die eine sorgfältige Abwägung der Vorteile und Risiken erfordert. Die Patienten und ihre Angehörigen müssen gut informiert und in den Entscheidungsprozess einbezogen werden.

• Die Rolle des Krankenpflegers bei der Vorbereitung auf eine Transplantation

Die Vorbereitung auf eine Nierentransplantation ist ein komplexer Prozess, der eine multidisziplinäre Koordination erfordert. Der Krankenpfleger spielt in diesem Prozess eine zentrale Rolle, denn er ist der wichtigste Ansprechpartner für den Patienten, der für Aufklärung, Vorbereitung und emotionale Unterstützung sorgt. Im Folgenden werden die Aufgaben des Krankenpflegers in dieser entscheidenden Phase näher erläutert.

1. EINLEITUNG :

- **Die Bedeutung der Vorbereitung:** Warum die richtige Vorbereitung für den Erfolg einer Transplantation entscheidend ist.

2. PATIENTENAUFKLÄRUNG :

- **Transplantationsprozess:** Erklären Sie die verschiedenen Schritte von den Vorbeurteilungen bis zur Operation und Nachsorge.
- **Risiken und Nutzen:** Stellen Sie den potenziellen Nutzen und mögliche Komplikationen dar.
- **Medikation:** Informieren Sie über immunsuppressive Medikamente und deren Nebenwirkungen.
- **Lebensstil nach der Transplantation:** Besprechen Sie, welche Veränderungen im Leben nach der Transplantation notwendig sind.

3. BEWERTUNG VOR DER TRANSPLANTATION :

- **Koordination der Tests :** Sicherstellen, dass alle notwendigen Tests durchgeführt werden.
- **Interpretation der Ergebnisse:** Dem Patienten helfen, die Testergebnisse und ihre Auswirkungen zu verstehen.
- **Nachverfolgung der Impfungen: Stellen Sie** sicher, dass der Patient vor der Transplantation mit den empfohlenen Impfungen auf dem neuesten Stand ist.

4. PSYCHOLOGISCHE VORBEREITUNG :

- **Beurteilung des emotionalen Wohlbefindens:** Ermitteln Sie mögliche Sorgen oder Ängste des Patienten.

- **Emotionale Unterstützung:** Einfühlsames Zuhören bieten und ggf. auf zusätzliche Ressourcen verweisen (Psychologen, Selbsthilfegruppen).

5. ZUSAMMENARBEIT MIT DEM MULTIDISZIPLINÄREN TEAM :

- **Koordination der Pflege:** Arbeiten Sie eng mit Nephrologen, Chirurgen, Ernährungsberatern, Sozialarbeitern usw. zusammen.
- **Teambesprechungen:** Nehmen Sie an Besprechungen teil, um die Fortschritte des Patienten und mögliche Hindernisse auf dem Weg zur Transplantation zu besprechen.

6. VORBEREITUNG AUF DEN TAG DER OPERATION :

- **Präoperative Checkliste: Stellen Sie** sicher, dass alle notwendigen Schritte vor dem Eingriff abgeschlossen sind.
- **Fasten und Medikation:** Geben Sie vor der Operation Anweisungen zur Einschränkung der Ernährung und zur Einnahme von Medikamenten.

7. VORBEREITUNG AUF DIE ENTLASSUNG :

- **Häusliche Pflege: Unterweisen Sie** den Patienten und seine Familie in der häuslichen Pflege nach der Operation.
- **Warnzeichen:** Erziehen Sie über die Anzeichen von Komplikationen oder Abstoßung, auf die Sie achten sollten.

8. ROLLE BEI DER NACHSORGE NACH DER TRANSPLANTATION :

- **Regelmäßige Konsultationen:** Planen und führen die Nachsorge des Patienten nach der Operation durch.

- **Verwaltung der Medikamente :** Überwachen Sie die Einhaltung der Medikamente und passen Sie die Dosis gegebenenfalls an.

Der Krankenpfleger ist eine zentrale Säule bei der Vorbereitung auf eine Transplantation. Als wichtigstes Bindeglied zwischen dem Patienten und dem medizinischen Team ist seine Rolle entscheidend, um sicherzustellen, dass der Patient während des gesamten Prozesses gut informiert, vorbereitet und unterstützt wird. Eine sorgfältige Vorbereitung kann den Erfolg der Transplantation und das allgemeine Wohlbefinden des Patienten stark beeinflussen.

Ethische Überlegungen zur Dialyse

Die Dialyse als lebenswichtige Behandlung für viele Menschen mit Nierenversagen wirft eine Reihe ethischer Fragen auf. Das Dilemma zwischen Lebensverlängerung und Lebensqualität, der gleichberechtigte Zugang zur Behandlung und Entscheidungen über das Lebensende sind Themen, die eine gründliche ethische Reflexion erfordern.

1. EINLEITUNG :
- **Dialyse im Kontext: Die** Dialyse wird als wichtige, aber komplexe Behandlung vorgestellt.

2. LÄNGERE LEBENSZEIT VS. LEBENSQUALITÄT :
- **Der Nutzen der Dialyse:** Die Fähigkeit der Dialyse, das Leben der Patienten zu verlängern.
- **Herausforderungen der Dialyse:** Belastungen, Komplikationen und Auswirkungen auf den Alltag des Patienten.
- **Ethische Dilemmata:** Wie lässt sich der Wunsch nach Lebensverlängerung mit dem Potenzial für

Leiden oder einer verminderten Lebensqualität ausbalancieren?

3. GERECHTER ZUGANG ZUR BEHANDLUNG :

- **Disparitäten beim Zugang:** Nicht alle Patienten haben den gleichen Zugang zur Dialyse, abhängig von ihrer geografischen, sozioökonomischen usw. Situation.
- **Priorisierung von Patienten :** Wie kann man bei begrenzten Ressourcen festlegen, wer eine Behandlung erhält?
- **Kosten der Dialyse:** Die ethischen Implikationen der Übernahme von Behandlungskosten.

4. DAS LEBENSENDE UND DIE BEENDIGUNG DER DIALYSE :

- **Achtung der Autonomie des Patienten :** Das Recht des Patienten, selbst zu entscheiden, ob er die Dialyse beenden möchte.
- **Gemeinsame Entscheidungsfindung :** Wie können Angehörige der Gesundheitsberufe Patienten helfen, eine informierte Entscheidung zu treffen?
- **Religiöse und kulturelle Erwägungen:** Wie wirken sich persönliche Überzeugungen auf Entscheidungen am Lebensende aus?

5. INFORMIERTE ZUSTIMMUNG :

- **Umfassende Information:** Sicherstellen, dass die Patienten die Risiken, Vorteile und Alternativen vollständig verstehen.
- **Autonome Entscheidungsfindung:** Respektieren Sie die Entscheidungen des Patienten und stellen Sie gleichzeitig sicher, dass sie auf einem klaren Verständnis beruhen.

6. DIALYSE BEI KINDERN UND ÄLTEREN MENSCHEN :

- **Einwilligung :** Ethische Herausforderungen bei der Einholung der Zustimmung bei Minderjährigen oder älteren Menschen.
- **Priorisierung:** Wie wird der Zugang zur Dialyse für diese gefährdeten Gruppen bestimmt?
- **Lebensqualität:** Die besonderen Implikationen der Dialyse für diese Bevölkerungsgruppen.

7. INNOVATIONEN UND FORSCHUNG :

- **Klinische Studien:** Ethische Dilemmas bei der Teilnahme von Patienten an der Dialyseforschung.
- **Neue Behandlungsmethoden :** Wie lassen sich die Hoffnung auf neue Behandlungsmethoden und die potenziellen Risiken gegeneinander abwägen?

Die ethischen Fragen rund um die Dialyse sind komplex und bedürfen einer eingehenden Betrachtung. Da die Medizin weiterhin Fortschritte macht, müssen die Angehörigen der Gesundheitsberufe, die Patienten und die Gesellschaft insgesamt zusammenarbeiten, um diese Herausforderungen mit Mitgefühl, Respekt und Integrität anzugehen.

Kapitel 7:
RESSOURCEN UND TOOLS

Dokumentationstools für Krankenpfleger

Die Dokumentation spielt in der Krankenpflege eine entscheidende Rolle. Sie gewährleistet nicht nur die Kontinuität der Pflege, sondern dient auch als Kommunikationsmittel zwischen den Angehörigen der Gesundheitsberufe und stellt eine rechtliche Aufzeichnung der geleisteten Pflege dar. Hier eine Liste der wichtigsten Dokumentationsinstrumente für den Krankenpfleger :

1. ELEKTRONISCHE PATIENTENAKTEN (ELECTRONIC MEDICAL RECORDS, EMR) :
- **Präsentation:** Einführung in EMDs und ihre Bedeutung im modernen Gesundheitswesen.
- **Funktionen:** Möglichkeiten zur Eingabe, Speicherung, Abruf und Weitergabe von Patienteninformationen.
- **Vorteile:** Schneller Zugang, weniger Fehler, bessere Koordination der Pflege.

2. AUFZEICHNUNGEN ÜBER KRANKENPFLEGER :
- **Pflegeplanung:** Erstellung, Aktualisierung und Überwachung individueller Pflegepläne.
- **Verlaufsnotizen:** Dokumentation der Veränderungen im Zustand des Patienten und der durchgeführten Interventionen.

3. TOOLS ZUM SORTIEREN :
- **Schmerzskalen:** Instrumente zur Bewertung und Dokumentation von Patientenschmerzen.
- **Assessment-Checklisten:** Listen, die eine schnelle Beurteilung des Zustands eines Patienten bei der

Aufnahme, bei Zustandsänderungen oder bei der Entlassung ermöglichen.

4. MOBILE APPS FÜR KRANKENPFLEGER :

- **Ratgeber zu Medikamenten :** Apps, die detaillierte Informationen über Medikamente, ihre Wechselwirkungen, Dosierungen usw. bieten.
- **Medizinische Rechner:** Für Medikamentendosierungen, Körperindizes, Umrechnungen usw.
- **Logbuch:** Zum Nachverfolgen von Zeitplänen, Aufgaben und persönlichen Notizen.

5. SPEZIALISIERTE REGISTER :

- **Impfregister:** Verfolgung von verabreichten und bevorstehenden Impfungen.
- **Wundregister :** Dokumentation der Wundversorgung, einschließlich Größe, Tiefe, Aussehen usw.

6. AUFTRAGSVERWALTUNGSSYSTEME :

- **Elektronische Rezepte:** Zum Versenden, Nachverfolgen und Bestätigen von medizinischen Rezepten.
- **Bestellungen von diagnostischen Tests:** Tools zum Anfordern, Verfolgen und Empfangen von Testergebnissen.

7. AUSBILDUNG UND ONLINE-RESSOURCEN :

- **E-Learning-Plattformen:** Kurse und Schulungen für die berufliche Weiterbildung.
- **Medizinische Datenbanken:** Zugang zu Artikeln, Studien und Leitfäden zu bewährten Verfahren.

8. KOMMUNIKATIONSMITTEL :

- **Sichere elektronische Nachrichtensysteme :** Zur sicheren Kommunikation mit anderen Angehörigen der Gesundheitsberufe.

- **Software für Videokonferenzen:** Für Fernkonsultationen oder die Kommunikation mit Spezialisten.

9. GERÄTE ZUR NACHVERFOLGUNG VON PATIENTEN :

- **Tragbare Monitore:** Um die Vitalzeichen der Patienten in Echtzeit zu verfolgen.
- **Warnsysteme:** Um jede größere Veränderung im Zustand eines Patienten zu melden.

Angesichts der rasanten Entwicklung der Medizintechnik ist es von entscheidender Bedeutung, dass Krankenpfleger über die notwendigen Instrumente verfügen, um ihre Arbeit effektiv zu dokumentieren, die Patientensicherheit zu gewährleisten und die Qualität der Pflege zu verbessern. Die regelmäßige Einarbeitung und Schulung in diesen Werkzeugen ist entscheidend, um auf dem neuesten Stand zu bleiben und die Pflegeleistung zu optimieren.

Verbände und Organisationen für berufliche Unterstützung

Krankenpfleger profitieren wie andere Angehörige der Gesundheitsberufe von der Unterstützung und den Ressourcen, die von verschiedenen Verbänden und Organisationen bereitgestellt werden. Diese Körperschaften spielen eine wichtige Rolle bei der Bereitstellung von Fortbildungsangeboten, Möglichkeiten zur Vernetzung, der Verteidigung beruflicher Rechte und der Unterstützung bei spezifischen Problemen oder Anliegen. Hier ist eine nicht erschöpfende Liste bemerkenswerter Verbände und Organisationen für die berufliche Unterstützung von Krankenpflegern:

1. INTERNATIONALE ORGANISATIONEN :

- **Internationaler Rat der Krankenpfleger (ICN) :** Eine Föderation von über 130 nationalen Krankenpflegerverbänden, die Millionen von Krankenpflegern auf der ganzen Welt repräsentieren.

2. NATIONALE VERBÄNDE :

(Dies basiert auf einem französischsprachigen Kontext, aber viele Regionen werden ähnliche Äquivalente haben)

- **Ordre National des Infirmiers (Frankreich):** Berufsorganisation, die den Beruf des Krankenpflegers in Frankreich reguliert.
- **Association of Nurses and Nurses of Canada (AIIC):** Nationale Berufsorganisation für Krankenpfleger und Krankenschwestern in Kanada.
- Association Belge des Praticiens de l'Art Krankenpfleger (ABP): Vertritt die Krankenpfleger in Belgien.
- Schweizerischer Verband der Krankenschwestern und Krankenpfleger (SVK): Vertritt die Krankenpflegerinnen und Krankenpfleger in der Schweiz.

3. SPEZIALISIERTE ORGANISATIONEN :

- Französischer Verband der Krankenpfleger für Dialyse, Transplantation und Nephrologie (AFIDTN) : Für Krankenpfleger, die auf Nephrologie spezialisiert sind.
- Association des Infirmières et Infirmiers en Urgence du Québec (AIIUQ): Für Krankenpfleger, die im Bereich der Notaufnahme tätig sind.
- Société Française des Infirmiers Anesthésistes (SFIA): Pour les infirmiers anesthésistes (Für Krankenpfleger in der Anästhesie).

4. FORSCHUNGS- UND BILDUNGSVEREINIGUNGEN :

- Association pour le Développement de la Recherche en Soins Infirmiers (ADRSI): Fördert die Forschung in der Krankenpflege.
- **Institut de Formation en Soins Infirmiers (IFSI):** Organisationen, die Erstausbildungen für Krankenpfleger anbieten.

5. UNTERSTÜTZUNGS- UND WOHLFAHRTSORGANISATIONEN :

- **Nightingale Trust: Eine** Organisation, die sich dem Wohlbefinden und der Unterstützung von Krankenpflegern in Zeiten von Stress oder beruflichen Schwierigkeiten widmet.
- **Hilfsprogramme für Angehörige der Gesundheitsberufe:** Diese Programme sind in vielen Regionen verfügbar und bieten psychologische Unterstützung und Ressourcen für Angehörige der Gesundheitsberufe.

6. VERNETZUNGSGRUPPEN UND ONLINE-FOREN :

- Krankenpfleger.**de:** Informationsportal und Forum für deutschsprachige Krankenpfleger.
- **LinkedIn-Gruppen speziell für Krankenpfleger:** Bereiche, in denen Sie Ressourcen austauschen, berufliche Fragen diskutieren und sich mit Kollegen vernetzen können.

Die Mitgliedschaft oder Mitwirkung in diesen Verbänden und Organisationen kann Krankenpflegern, ob sie nun am Anfang ihrer beruflichen Laufbahn stehen oder bereits jahrelange Erfahrung haben, große Vorteile bringen. Diese Strukturen bieten eine Plattform für Weiterbildung, Rechtsvertretung, berufliche Unterstützung und persönliches Wachstum. Krankenpflegern wird empfohlen, die in ihrer Region oder ihrem Fachgebiet verfügbaren

Optionen zu erkunden, um den Nutzen dieser beruflichen Ressourcen zu maximieren.

Tipps für eine Weiterbildung

Die Weiterbildung ist für Angehörige der Gesundheitsberufe, insbesondere für Krankenpfleger, von entscheidender Bedeutung. Sie hilft nicht nur dabei, mit den neuesten medizinischen Entwicklungen Schritt zu halten, sondern auch dabei, vorhandene Kompetenzen zu stärken und neue Fähigkeiten zu erwerben. Hier sind einige Tipps, wie Sie eine effektive und lohnende Weiterbildung verfolgen können :

1. BEURTEILEN SIE IHRE BEDÜRFNISSE UND INTERESSEN :
- Stellen Sie fest, in welchen Bereichen Sie das Gefühl haben, dass Sie mehr Ausbildung brauchen könnten, oder welche Bereiche Sie besonders faszinieren.

2. VORAUSPLANEN :
- Notieren Sie sich die Daten der Schulungen, Seminare oder Workshops, die Sie besuchen möchten.
- Planen Sie Ihr Budget für Ausbildungskosten, Reisen etc.

3. NUTZEN SIE ONLINE-RESSOURCEN :
- Online-Kurse (MOOCs), Webinare und Lernvideos können effektive und flexible Wege sein, um sich weiterzubilden.
- Plattformen wie Coursera, Udemy und Khan Academy bieten zahlreiche Kurse an, die für Angehörige der Gesundheitsberufe relevant sind.

4. TRETEN SIE BERUFSVERBÄNDEN BEI :

- Diese Organisationen bieten oft Weiterbildungen, Seminare und Konferenzen zu ermäßigten Preisen für ihre Mitglieder an.
- Sie können auch Bildungsguthaben oder Zertifizierungen bereitstellen.

5. REGELMÄßIG LESEN :

- Abonnieren Sie Fachzeitschriften, Newsletter oder Fachblogs, um über die neuesten Forschungsergebnisse und Methoden auf dem Laufenden zu bleiben.

6. NEHMEN SIE AN KONFERENZEN UND WORKSHOPS TEIL :

- Diese Veranstaltungen sind nicht nur lehrreich, sondern bieten auch Möglichkeiten zum Networking mit Kollegen und Experten auf dem Gebiet.

7. SUCHEN SIE AN IHREM ARBEITSPLATZ NACH LERNMÖGLICHKEITEN :

- Einige Gesundheitseinrichtungen bieten Fortbildungen an oder sponsern die Teilnahme an Bildungsveranstaltungen.

8. BILDEN SIE SICH IN GRUPPEN WEITER :

- Organisieren Sie Lernveranstaltungen mit Kollegen. Gemeinsames Lernen kann interaktiver und anregender sein.

9. SCHEUEN SIE SICH NICHT, IHRE KOMFORTZONE ZU VERLASSEN :

- Die Erkundung von Lernbereichen, die nicht direkt mit Ihrem Fachgebiet in Verbindung stehen, kann Ihre berufliche Perspektive bereichern.

10. BEHALTEN SIE DEN ÜBERBLICK ÜBER IHRE SCHULUNGEN :

- Dokumentieren Sie alle Ihre Weiterbildungsaktivitäten. Dies kann für berufliche Beurteilungen, Anerkennungen oder Lizenzverlängerungen hilfreich sein.

11. BITTEN SIE UM RÜCKMELDUNGEN :

- Nachdem Sie neues Wissen oder neue Fähigkeiten in Ihrer Praxis angewandt haben, bitten Sie Ihre Kollegen oder Vorgesetzten um Feedback, um sicherzustellen, dass Sie es effektiv nutzen.

12. ZEIGEN SIE NEUGIERDE :

- Die Medizin und der Krankenpfleger entwickeln sich ständig weiter. Kultivieren Sie eine Haltung des lebenslangen Lernens, indem Sie immer neugierig auf neue Fortschritte und Techniken sind.

Weiterbildung ist eine Investition in Ihre Karriere und in die Qualität der Pflege, die Sie Ihren Patienten bieten. Wenn Sie die Initiative ergreifen, sich weiterzubilden, und die verfügbaren Ressourcen nutzen, können Sie nicht nur Ihre beruflichen Fähigkeiten ausbauen, sondern auch den Standard der Pflege in Ihrem Bereich erhöhen.

SCHLUSSFOLGERUNG

Die Reise des Krankenpflegers auf der Dialyse

Die Reise eines jeden Dialysepflegers ist einzigartig und wird durch persönliche Erfahrungen, Begegnungen mit Patienten und die ständige Weiterentwicklung von Wissen und Fähigkeiten geprägt. Diese Reise beginnt oft mit bloßer Neugier auf ein Fachgebiet und entwickelt sich zu einer spannenden und bereichernden Karriere. Dieses Kapitel erkundet diese Reise von der ersten Entdeckung bis zur Beherrschung des Fachgebiets.

1. DIE ENTDECKUNG: DIE ERSTEN SCHRITTE ZUR DIALYSE

- **Der erste Funke:** Wie ein Krankenpfleger die Dialyse kennenlernt und was ihn daran reizt.
- **Erstausbildung:** Die spezifischen Studien und Ausbildungen, die erforderlich sind, um Krankenpfleger mit Spezialisierung auf Dialyse zu werden.
- **Erste Erfahrungen:** Die Realität der Arbeit an der Dialyse, Herausforderungen und Belohnungen.

2. DIE ERSTEN JAHRE: SICH MIT DEM FACHGEBIET VERTRAUT MACHEN

- **Sich an die Umgebung anpassen :** Die Routine einer Dialyseeinheit, die Technologie und die Patienten.
- **Aufbau von Kompetenzen:** Die Bedeutung der Weiterbildung und des Lernens am Arbeitsplatz.
- **Die ersten Herausforderungen:** Umgang mit Komplikationen, Notfällen und dem emotionalen Aspekt der Betreuung chronischer Patienten.

3. MEISTERSCHAFT: WERDEN SIE EIN DIALYSEEXPERTE

- **Vertiefung des Wissens:** Forschung, Teilnahme an Konferenzen und Ausbildung anderer Berufstätiger.
- **Die Beziehung zwischen Patient und Krankenpfleger:** Pflege nachhaltiger Beziehungen zu Patienten und ihren Familien.
- **Innovation und Führung:** Ergreifen Sie Initiativen, um die Pflege und den Betrieb der Dialyseeinheit zu verbessern.

4. HÖHEN UND TIEFEN: UMGANG MIT EMOTIONALEN HERAUSFORDERUNGEN

- **Schwierige Zeiten:** Umgang mit dem Verlust eines Patienten, schwerwiegenden Komplikationen und Stress.
- **Befriedigende Momente :** Feiern Sie Erfolge, z. B. eine erfolgreiche Transplantation oder die Verbesserung der Lebensqualität eines Patienten.
- **Das Gleichgewicht finden:** Wie wichtig es ist, auf sich selbst zu achten, Quellen der Unterstützung zu finden und die Leidenschaft für den Beruf zu erneuern.

5. BLICK IN DIE ZUKUNFT : ENTWICKLUNGEN UND BESTREBUNGEN

- **Die Dialyse der Zukunft:** Technologische Innovationen und medizinische Fortschritte in der Zukunft.
- **Den Horizont erweitern:** Andere verwandte Bereiche erkunden, z. B. Transplantation oder Forschung.
- **Das Vermächtnis eines Dialysepflegers:** Der bleibende Eindruck, den er bei Patienten, Kollegen und dem Beruf hinterlassen hat.

Die Reise des Dialysepflegers ist geprägt von Lernprozessen, Herausforderungen, Erfolgen und

Entwicklungen. Wenn wir jeden Schritt auf dieser Reise anerkennen und wertschätzen, können wir besser verstehen, welch tiefgreifenden Einfluss diese Fachkräfte auf das Leben ihrer Patienten und auf die Welt des Gesundheitswesens haben. Diese Reise ist ein Zeugnis der Hingabe, des Fachwissens und des Mitgefühls.

Die Bedeutung von Empathie und Verständnis

In der Welt der Medizin ist technische Kompetenz von größter Bedeutung, aber ohne Einfühlungsvermögen und Verständnis kann die Qualität der geleisteten Pflege beeinträchtigt werden. Diese menschlichen Qualitäten sind entscheidend für den Aufbau einer effektiven therapeutischen Beziehung zu den Patienten. In diesem Kapitel untersuchen wir, warum Einfühlungsvermögen und Verständnis für alle Angehörigen der Gesundheitsberufe von entscheidender Bedeutung sind, insbesondere für diejenigen, die in Spezialgebieten wie der Dialyse arbeiten.

1. DEFINITIONEN: EMPATHIE VS. SYMPATHIE
- **Empathie verstehen:** Sich in die Lage des anderen versetzen, ohne zu urteilen.
- **Der Unterschied zu Sympathie:** Für den anderen fühlen vs. mit dem anderen fühlen.

2. EMPATHIE ALS THERAPEUTISCHES MITTEL
- **Eine Verbindung herstellen:** Wie Empathie eine vertrauensvolle Beziehung zum Patienten erleichtert.
- **Verbesserung der Compliance:** Die Bedeutung einer guten Kommunikation, um die Patienten zur Einhaltung der Behandlung und Beratung zu ermutigen.

3. DIE VORTEILE VON EMPATHIE FÜR DIE GESUNDHEITSFACHKRAFT

- **Burnout-Reduktion:** Wie ein empathischer Ansatz bei der Bewältigung von beruflichem Stress helfen kann.
- **Verbesserung der Berufszufriedenheit:** Freude an einer patientenzentrierten Pflege.

4. DIE HERAUSFORDERUNGEN DER EMPATHIE IN DER PRAXIS

- **Vermeidung einer emotionalen Überlastung:** Finden Sie ein Gleichgewicht zwischen emotionaler Beteiligung und Wahrung einer professionellen Distanz.
- **Die Grenzen des Einfühlungsvermögens:** Erkennen, wann man einen Schritt zurücktreten oder um Unterstützung bitten sollte.

5. VERSTÄNDNIS: JENSEITS VON EMPATHIE

- **Den Patienten als Individuum kennen: Berücksichtigen Sie** die persönliche Geschichte, die Überzeugungen und die Sorgen des Patienten.
- **Kulturelle Aspekte: Kulturelle** Unterschiede verstehen und respektieren, um eine angemessene Pflege anbieten zu können.

6. EMPATHIE UND VERSTÄNDNIS KULTIVIEREN: TIPPS FÜR BERUFSTÄTIGE

- **Weiterbildung:** Kurse und Workshops zu empathischer Kommunikation.
- **Supervision und Unterstützung unter Gleichaltrigen:** Besprechen Sie Erfahrungen und Herausforderungen mit Kollegen.
- **Achtsamkeitspraktiken:** Techniken, um für jeden Patienten zentriert und präsent zu bleiben.

Einfühlungsvermögen und Verständnis sind nicht einfach nur "Soft Skills"; sie sind für eine qualitativ hochwertige Pflege von entscheidender Bedeutung. Sie ermöglichen es, den Patienten in seiner Gesamtheit zu sehen, über die bloße medizinische Diagnose hinauszugehen und den Menschen mit seinen Emotionen, Sorgen und Hoffnungen zu betrachten. Indem sie Empathie und Verständnis in die Praxis umsetzen, können Angehörige der Gesundheitsberufe nicht nur die Qualität der Pflege verbessern, sondern auch einen tieferen Sinn in ihrer Arbeit finden.

Auf dem Weg in eine hoffnungsvolle Zukunft und Fortschritt

Während sich die Medizin mit atemberaubender Geschwindigkeit weiterentwickelt, wird auch die Dialyse Zeuge vielversprechender Innovationen. Technologische Fortschritte in Verbindung mit einem besseren Verständnis für die Bedürfnisse der Patienten ebnen den Weg in eine Zukunft, in der Menschen mit Nierenversagen ein noch normaleres und erfüllteres Leben führen können.

1. DER AKTUELLE ÜBERBLICK ÜBER DIE DIALYSE
- **Die Grenzen der heutigen Technologien:** Ein Überblick über die Herausforderungen, denen sich Patienten und Pflegekräfte gegenübersehen.
- **Auswirkungen auf die Lebensqualität:** Wie sich die aktuelle Dialyse auf den Alltag der Patienten auswirkt.

2. TECHNOLOGISCHE INNOVATIONEN BEI DER DIALYSE
- **Tragbare Geräte:** Leichtere und kompaktere Geräte für die Dialyse zu Hause oder unterwegs.

- **Biotechnologie:** Künstliche Nieren und die damit verbundene Hoffnung auf eine weniger invasive Behandlung.
- **Telemedizin:** Die Überwachung von Patienten aus der Ferne, um bei Komplikationen frühzeitig eingreifen zu können.

3. INDIVIDUELLERE BEHANDLUNGEN
- **Präzisionsmedizin:** Wie Genetik und Datenanalyse helfen können, die Behandlung anzupassen.
- **Angepasste Protokolle:** Eine Pflege, die um das Individuum herum konzipiert ist, anstatt auf eine Norm zu setzen.

4. PRÄVENTION ALS SCHLÜSSEL
- **Aufklärung der Patienten :** Schärfung des Bewusstseins für die Ursachen und die Prävention von Nierenversagen.
- **Screening-Programme:** Ermittlung von Risikopersonen für ein frühzeitiges Eingreifen.

5. DIE ROLLE VON EMPATHIE UND VERSTÄNDNIS IN DIESER ZUKUNFT
- **Ganzheitlichere Pflege:** Verbinden Sie Technologie und Menschlichkeit für eine bessere Pflege.
- **Die Bedeutung des Zuhörens:** Verstehen Sie die Wünsche und Sorgen der Patienten in dieser neuen medizinischen Landschaft.

6. ZUSAMMENARBEITEN FÜR EINE BESSERE ZUKUNFT
- **Die Bedeutung von Partnerschaften:** Die Zusammenarbeit von Forschern, Ärzten, Patienten und Unternehmen.
- **Die Macht der Gemeinschaft:** Wie Patienten und Pflegekräfte gemeinsam Einfluss auf die

Gesundheitspolitik und die Forschung nehmen können.

Die Zukunft der Dialyse, die von Innovationen und Verbesserungen geprägt ist, gibt vielen Menschen auf der ganzen Welt Anlass zur Hoffnung. Indem wir die Bedürfnisse und Wünsche der Patienten in den Mittelpunkt dieser Fortschritte stellen, bewegen wir uns auf eine Zeit zu, in der Nierenversagen nicht mehr zu einem begrenzten Leben verurteilt ist, sondern vielmehr eine von vielen medizinischen Herausforderungen mit fortschrittlichen und angepassten Lösungen darstellt. Hoffnung und Fortschritt, Hand in Hand, beleuchten den Weg in eine bessere Zukunft für alle.

GLOSSAR MEDIZINISCHER BEGRIFFE

A

- **Anämie: Eine** Verringerung der Anzahl der roten Blutkörperchen im Blut, die zu Müdigkeit und Blässe führen kann.
- **Antikoagulans:** Medikament, das die Gerinnung (Verdickung) des Blutes verhindert.
- **Arterie:** Blutgefäß, das das Blut vom Herzen in den Rest des Körpers transportiert.

B

- **Biopsie:** Entnahme einer kleinen Gewebeprobe zur mikroskopischen Untersuchung.
- Nierenfunktionstest: **Eine** Reihe von Untersuchungen zur Beurteilung der Nierenfunktion.

C

- **Katheter:** Ein flexibler Schlauch, der in eine Vene oder einen anderen Teil des Körpers eingeführt wird, um Medikamente zu verabreichen, Blut zu entnehmen oder andere Verfahren durchzuführen.
- **Kreatinin: Eine** chemische Substanz, die von den Nieren gefiltert wird und häufig gemessen wird, um die Nierenfunktion zu beurteilen.

D

- **Dialysat: Eine** Lösung, die bei der Dialyse zur Beseitigung von Abfallstoffen aus dem Blut verwendet wird.
- **Dialysator:** Gerät, das bei der Dialyse zur Filterung des Blutes verwendet wird.

E

- **Elektrolyt: Eine** chemische Substanz wie Natrium oder Kalium, die für die lebenswichtigen Funktionen des Körpers wesentlich ist.
- **Erythropoietin (EPO): Ein** von den Nieren produziertes Hormon, das die Produktion von roten Blutkörperchen anregt.

F

- **Filtration:** Prozess der Entfernung von Abfallstoffen aus dem Blut durch die Nieren.

G

- **Glomerulus:** Kleine Struktur in den Nieren, in der die Filtration des Blutes stattfindet.

H

- **Hämodialyse:** Eine Art der Dialyse, bei der eine Maschine verwendet wird, um Abfallstoffe aus dem Blut zu filtern.
- **Hypertonie:** Erhöhter Blutdruck.

I

- **Niereninsuffizienz:** Unfähigkeit der Nieren, das Blut richtig zu filtern.

J

K

- **Kaliämie: Die** Konzentration von Kalium im Blut.

L

M

- **Metabolit: Ein** chemisches Nebenprodukt der Zellaktivität, das häufig von den Nieren gefiltert wird.

N

- **Nephrologie: Ein** Zweig der Medizin, der sich auf Nierenerkrankungen spezialisiert hat.
- **Nephron:** Funktionseinheit der Nieren, die aus Glomerulus und Tubuli besteht.

O

P

- **Peritoneum:** Membran, die die Bauchhöhle auskleidet und die Organe umhüllt; wird bei der Peritonealdialyse verwendet.
- **Proteinurie:** Vorhandensein von Proteinen im Urin, ein mögliches Anzeichen für Nierenprobleme.

Q

R

- **Niere:** Organ, das für die Filterung des Blutes und die Produktion von Urin zuständig ist.

S

- **Natrium:** Wichtiger Elektrolyt für den Flüssigkeitshaushalt und andere Körperfunktionen.

T

- **Toxin:** Schädliche Substanz, die sich im Blut ansammeln kann, wenn die Nieren nicht richtig funktionieren.

U

- **Urea:** Abfallprodukt, das beim Proteinstoffwechsel entsteht und von den Nieren gefiltert wird.
- **Urologe:** Arzt, der sich auf Erkrankungen der Harnwege und des männlichen Fortpflanzungssystems spezialisiert hat.

V

- **Vene:** Blutgefäß, das das Blut aus den Organen und dem Gewebe zum Herzen transportiert.

W

X

Y

Z

Beachten Sie, dass dieses Glossar vereinfacht ist und sich an ein nicht spezialisiertes Publikum richtet. Für eine ausführlichere Version sollten medizinische Fachquellen konsultiert werden.

REFERENZEN UND LESEEMPFEHLUNGEN

1. Allgemeine Bücher über Nephrologie
   - *Brenner & Rector's The Kidney.* Taal MW, Chertow GM, Marsden PA, Skorecki K, Yu ASL, Brenner BM (eds). Elsevier.
   - *Comprehensive Clinical Nephrology.* Feehally J, Floege J, Johnson RJ, Tonelli M (eds). Elsevier.

2. Spezialisierung auf Dialyse
   - *Handbook of Dialysis (Handbuch der Dialyse).* Daugirdas JT, Blake PG, Ing TS (eds). Wolters Kluwer.
   - *Clinical Dialysis (Klinische Dialyse).* Nissenson AR, Fine RN (eds). McGraw-Hill Education.

3. Krankenpfleger in der Nephrologie
   - *Renal Nursing (Nierenpflege).* Thomas N (ed). Wiley-Blackwell.
   - *Handbook of Renal and Pancreatic Transplantation.* Ziring D, Danovitch G, Cohen D (eds). Wiley-Blackwell.

4. Psychologischer und sozialer Aspekt der Dialyse
   - Living with Kidney Disease: A comprehensive guide for coping with chronic kidney disease (Leben mit Nierenerkrankung: Ein umfassender Leitfaden für den Umgang mit chronischer Nierenerkrankung). Levy J, Stevens PE. Wiley-Blackwell.
   - Psychosocial Aspects of Chronic Kidney Disease: Exploring the Impact of CKD, Dialysis, and Transplantation on Patients. Agarwal R, Thomas N (eds). Academic Press.

5. Ernährung und Dialyse
   * Eating Well with Kidney Failure: A Practical Guide and Cookbook. Thomas M, Thomas N, Lambie H. Class Publishing.
   * Renal Diet Cookbook: The Comprehensive Guide for Healthy Kidneys. Jones C. Rockridge Press.

6. Innovationen in der Dialyse
   * Artificial Organs (Künstliche Organe). Nosé Y (ed). Wiley.
   * Telemedicine in the ICU (Telemedizin auf der Intensivstation). Vukmir RB. Springer.

7. Medizinische Ethik
   * *The Oxford Handbook of Bioethics.* Steinbock B (ed). Oxford University Press.
   * Medical Ethics: Accounts of Ground-breaking Cases. Pence GE. McGraw-Hill Education.

8. Berufliche Zeitschriften
   * Journal of the American Society of Nephrology (JASN)
   * Kidney International
   * American Journal of Kidney Diseases (AJKD)
   * Nephrology Nursing Journal

9. Organisationen und Verbände
   * National Kidney Foundation Offizielle Seite
   * International Society of Nephrology (Internationale Gesellschaft für Nephrologie) Offizielle Seite

10. Online-Kurse und Webinare
   * Coursera: Einführung in die Nierenerkrankungen (Introduction to Kidney Diseases)
   * Medscape Nephrology Education

Es ist wichtig zu beachten, dass die Titel, Herausgeber und Links nur als Beispiel dienen und möglicherweise aktualisiert werden müssen. Achten Sie stets darauf, die neuesten Ausgaben zu konsultieren und die Links für Online-Ressourcen zu überprüfen.

- **Frankophone Referenzen und Leseempfehlungen**

1. Allgemeine Bücher über Nephrologie
   - *La Néphrologie en 1001 QCM.* Bourquelot P, Vrtovsnik F (eds). Elsevier Masson.
   - *Nephrologie & Therapeutik.* Servais A, Karras A, Boffa JJ, Lang P (eds). Elsevier Masson.

2. Spezialisierung auf Dialyse
   - Peritonealdialyse für den Nephrologen. Fischbach M, Zaloszyc A (eds). Springer.
   - *Die Hämodialyse zu Hause.* Ryckelynck JP, Lobbedez T (eds). Springer.

3. Krankenpfleger in der Nephrologie
   - *Krankenpfleger/in in der Nephrologie.* CNEPH (Collectif National des Equipes de Prévention en Hémodialyse). Lamarre.

4. Psychologischer und sozialer Aspekt der Dialyse
   - *Die Dialyse zu Hause.* Bechade C, Lobbedez T, Ryckelynck JP. Elsevier Masson.
   - *L'annonce en néphrologie (Die Ankündigung in der Nephrologie).* Combe C, Ficheux M, Fouque D. Elsevier Masson.

5. Ernährung und Dialyse
   - Diätetik bei Niereninsuffizienz. Guérin AS, Allard L. Grancher.
   - *Die Küche der Niere.* Verein France Rein.

6. Innovationen in der Dialyse

- The extra-renal purification in reanimation. Monchi M, Vinsonneau C (eds). Arnette.

7. Medizinische Ethik
   - Ethische Dilemmas in der Medizin. Hervé C, Moutel G, Duchange N. PUF.
8. Berufliche Zeitschriften
   - Nephrologie & Therapeutik
   - Zeitschrift für Nephrologie

9. Organisationen und Verbände
   - Französischsprachige Gesellschaft für Nephrologie, Dialyse und Transplantation (SFNDT) Offizielle Website
   - *Frankreich* Niere Offizielle Seite

10. Online-Kurse und Webinare
    - Frankophoner MOOC: NierenerkrankungenChronische und ëakute
    - Kolloquien und Schulungen SFNDT

Es ist von entscheidender Bedeutung, jedes Buch auf Relevanz und Aktualität zu überprüfen, insbesondere in einem sich ständig verändernden medizinischen Bereich. Darüber hinaus können einige Titel neue Ausgaben oder aktualisierte Versionen haben.